中医养生全书

中医经络养生

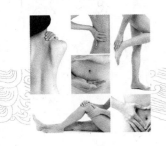

总主编　陈涤平
主　编　顾一煌　张　云
副主编　王伟佳　张娅萍　程　茜　杨丽丽

东南大学出版社
SOUTHEAST UNIVERSITY PRESS
·南京·

U0215747

内 容 提 要

　　本书主要介绍什么是经络、疏通经络的机关——穴位、中医经络养生常用按摩方法、中医经络养生十四条经脉及主要养生穴位、常见疾病的中医经络疗法等。本书由著名专家编写,有一定的权威性,内容丰富,图文并茂,通俗易懂,实用性强。

　　本书可供各类人员阅读,也可作为健康保健师培训教材。

图书在版编目(CIP)数据

中医养生全书 / 陈涤平主编. —南京 : 东南大学
出版社,2014.11
　ISBN　978 - 7 - 5641 - 5232 - 1

　Ⅰ. ①中… Ⅱ. ①陈… Ⅲ. ①养生(中医)－基本知
识 Ⅳ. ①R212

　中国版本图书馆 CIP 数据核字(2014)第 229472 号

中医养生全书——中医经络养生

出版发行	东南大学出版社
出 版 人	江建中
社　　址	南京市四牌楼 2 号
邮　　编	210096
经　　销	江苏省新华书店
印　　刷	常州市武进第三印刷有限公司
开　　本	700 mm×1 000 mm　1/16
印　　张	48.75
字　　数	651 千字
版　　次	2014 年 11 月第 1 版　2014 年 11 月第 1 次印刷
书　　号	ISBN　978 - 7 - 5641 - 5232 - 1
定　　价	109.00 元

＊本社图书若有印装质量问题,请直接与营销部联系,电话:025—83791830。

《中医养生全书》编委会

主　任：陈涤平

副主任：曾　莉　李文林　陈仁寿　顾一煌

编委会成员（按姓氏笔画为序）

丁　娟　王亚丽　卞尧尧　王伟佳

冯全服　张　云　李文林　陈仁寿

李志刚　杨丽丽　张娅萍　陈涤平

杨　斓　房玉玲　顾一煌　高　雨

程　茜　曾　莉　曾　燕

　　该书是国家中医药管理局"中医药预防保健服务能力提升工程"项目资助成果之一；

　　该书是江苏省人民政府、国家中医药管理局共建南京中医药大学健康养生研究中心一期项目及江苏省中医药管理局资助项目建设成果之一；

　　该书是南京中医药大学中医养生学科（国家中医药管理局重点学科）建设成果之一。

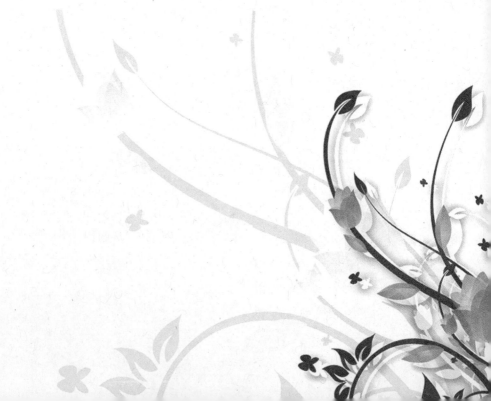

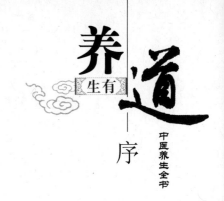

　　在漫长的人类历史发展过程中,健康与长寿一直是人们向往和追求的美好愿望。中国最早的一部诗歌总集《诗经》就已经频频出现"万寿无疆"、"绥我眉寿"、"寿考维祺"等祝辞式诗句。健康的身体是人类一切活动的动力源泉,所谓"天覆地载,万物悉备,莫贵于人"。如今,随着世界经济、文化、环境的变化以及世界人口老龄化的发展,人们对健康与长寿的渴求更加强烈。世界卫生组织提出"21世纪人人享有健康"全球卫生战略,也已把健康作为一项人权着重强调。那么,如何才能达到"身体、精神及社会生活中的完美状态"呢? 数千年的中医养生文化以其独特的理论体系与丰富的临床经验为我们提供了可资汲取的宝贵经验。

　　目前,社会上掀起了一波又一波的"养生热",养生类书籍更是琳琅满目、林林总总,"中医世家"、"医学博士"等成为这类养生书籍的卖点。社会上流行的"养生热",把养生或等同于食疗,或等同于按摩,不一而足。更有甚者,名为"中医养生",而实际上和中医毫不相干。这一社会现象一方面使得"养生"与"中医"概念混淆,对传统中医文化产生了或多或少的不利影响。另一方面,恰恰体现出了将传统中医养生文化发扬光大的重要性与迫切性。所谓中医养生是指在中医理论指导下,探索和研究中国传统的颐养身心、增进健康、减少疾病、延年益寿的理论和方法,并用这种理论和方法指导人们保健

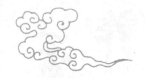

活动的实用科学。《素问·四气调神大论》曰："圣人不治已病治未病，不治已乱治未乱。""治未病"的实质就是"人人享有健康"，具有非常强烈的现代预防医学意味。以中医养生文化的"治未病"观念为核心，可以有效地提高人类的健康水平，有利于弘扬传统文化，符合当今世界医学的发展趋势。

"形而上者谓之道，形而下者谓之器"，《中医养生全书》以"中医养生之道"为中心，以中医养生理论为指导，突破了其他中医养生书只重视养生方法的局限。本书分为中医运动养生、中医药物养生、中医食物养生、中医经络养生、中医情志养生与中医美容养颜等6个分册，全面、系统、准确地阐述中医养生理论与方法。本书的编者深谙中医养生理论精髓，在编写上颇具匠心，语言表述极为规范。基于实用的目的，本书对中医养生的深邃理论、古奥的名词术语均以科普的形式予以通俗化处理，简单易懂，可操作性强。在内容编排上附有相应的精美插图，使读者在获得养生防病知识的同时，又获得了视觉上的美好享受。本书正本清源地向读者展示了中医养生文化的博大精深，可以"原汁原味"地满足广大读者对中医养生理论与方法的渴求。总而言之，本书科学、安全、有效的中医养生理论与方法必将进一步推动"中医热"的真正实现，为中医养生文化的传播起到促进作用。

"我命在我不在天"，人们的健康掌握在自己手里，《中医养生全书》就是为读者实现生命的自我管理提供了科学而有效的理论与方法。

闫仲璟

2014 年 8 月

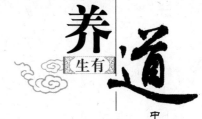

养生有道

——编者的话

中医养生全书

中医养生学内容博大精深。它的理论与实践无不凝聚着中国式的哲学思维，渗透着天道与人道统一的观念。实践表明，中医养生学对于现代疾病的预防与已病防变方面显示出了巨大的优势。本书对中医养生之道、中医养生之法都作了细致入微的阐释，意求立体地呈现出中医养生文化的内涵与方法。

本书共分为六分册，包括中医运动养生、中医药物养生、中医食物养生、中医经络养生、中医情志养生与中医美容养颜。本书总主编为陈涤平教授，各分册主编、副主编如下：

《中医运动养生》主编陈涤平，副主编李文林、丁娟、王亚丽、李志刚。

《中医药物养生》主编曾莉、卞尧尧，副主编李文林、房玉玲、冯全服。

《中医食物养生》主编陈涤平，副主编卞尧尧、房玉玲、高雨、杨丽丽。

《中医经络养生》主编顾一煌、张云，副主编王伟佳、张娅萍、程茜、杨丽丽。

《中医情志养生》主编陈仁寿、高雨，副主编卞尧尧、张云、杨斓。

《中医美容养颜》主编李文林、程茜，副主编房玉玲、曾燕、高雨。

本书6个分册既有统一的风格，又保持了各自的特色。在本书的编写过程中，编者们尽了很大的努力，但是仍然不免有某些失误与欠缺，期望广大读者见谅。

另外，《中医养生全书》的出版问世，得到国家中医药管理局中医健康养生重点学科的资助，是南京中医药大学中医健康养生学科建设的系列成果之一。

最后，在本书即将付梓之际，谨向热情支持与帮助的专家、学者们深致谢忱。

《中医养生全书》编委会

2014年8月

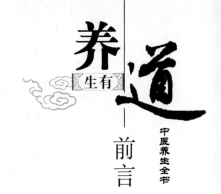
养生，就是指通过各种方法颐养生命、增强体质、预防疾病，从而达到延年益寿的一种医事活动。随着生活水平的提高和物质条件的改善，越来越多的人关注生活质量的提升，养生观念已深入人心。在全球大气污染，环境质量下降，抗生素甚至激素泛滥的年代，治病不如防病，养生的意义远大于治疗。如何寻求健康、天然绿色的方法来养生，已成为当今社会广泛关注的热门话题和研究热点。

经络学说是祖国传统医学的瑰宝。"经"的原意是"纵丝"，有路径的意思，是经络系统中的主要路径，存在于机体内部；"络"的原意是"网络"，简单说就是主路分出的辅路，存在于机体的表面。经脉、络脉将人体内外、脏腑、肢节联成为一个有机的整体，在人体里构成了一张"网络"图，任何疾病都可能是身体内相关经络失控、"网点"堵塞造成的。经络养生就是以中医经络理论为基础，通过各种方法刺激经络穴位，达到疏通经络、调和气血的目的，不仅可以预防、诊断疾病，还可以治疗疾病，是公认的简便易行、绿色自然、快速有效而又没有痛苦的养生方法。在众多的养生与治病方法中，经络穴位的奇特功效已受到越来越多人的追捧。

经络养生理论研究历史源远流长，应用也由来已久。东方的"人体健康圣经"——《黄帝内经》高度评价了经络的作用，认为经络是"人之所以生，病之所以成，

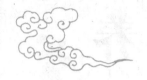

人之所以治，病之所以起"的根本原因，并认为经络可以"决生死，治百病"。正确运用经络养生法，可以达到中医"治未病"的最高境界。

　　本书用深入浅出的文字介绍了经络和穴位的基本理论，阐述了经络养生的文化渊流和发展概况，重点介绍了简易取穴法和经络养生的十八种按摩方法。并分别对十四经和十四经上的特效养生穴位进行了介绍——具体介绍了十四经的分布及循行路线、联系脏腑、病变表现、预防与主治疾病和养生最佳时；并对十四经上特效穴位的功效、部位、取穴技巧和按摩疏通方法做了详细介绍。最后选取日常生活中常见的十五种疾病，对其原理及临床症状进行了阐述，用通俗易懂的文字和图片详细介绍了针对相应疾病的特效穴位按摩和有临床效果的特效疗法，以期达到疏通经络、防病和治病的效果，彰显经络养生的神奇疗效。

　　本书条理清晰、文字简洁、图文并茂、通俗易懂、穴位准确、动作连贯，每个穴位都有相应的简易取穴法，便于普通百姓轻松掌握经络养生穴位按摩法，有效防病治病。

　　希望本书能够给人们带来帮助，能够增强读者自身保健意识，提高自身康复能力，从而达到延年益寿的境界。

编　者
2014.7

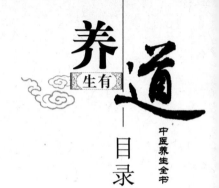

养生有道

中医养生全书

目录

1

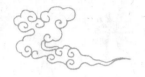

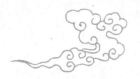

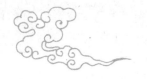

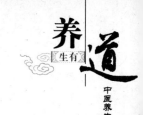

第一章　认识中医经络养生

神秘的经络

❈ 什么是经络

经络是经脉与络脉的总称，"经"，即经脉，沟通内外，在经络系统中占重要位置；"络"，即经脉的分支，较经脉细小，纵横交错，遍布全身。经络是古人在长期生活保健和医疗实践中逐渐发现并形成理论的，它是以手、足三阴和三阳经以及任、督二脉为主体，网络遍布全身的一个综合系统，它内联五脏六腑，外布五官七窍、四肢百骸，沟通表里、上下、内外，将人体的各部分连接成有机的、与自然界阴阳属性密不可分的整体。它不仅指导着中医各科的临床实践，而且是人体保健、养生祛病的重要依据。

❈ 经络系统的组成

经络系统由经脉和络脉组成。经脉包括十二经脉、奇经八脉、附属于十二经脉的十二经别、十二经筋、十二皮部；络脉包括十五络脉和孙络等。具体结构图如下：

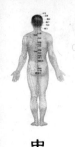

中医经络养生

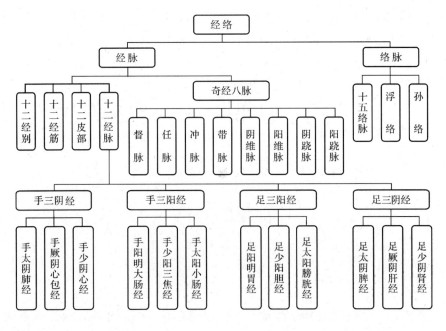

1. 十二经脉

十二经脉是指十二脏腑所属的经脉,是经络系统的主体,故又称"十二正经"。十二经脉分为手三阳经、手三阴经、足三阳经和足三阴经,分别为手阳明大肠经、手太阳小肠经、手少阳三焦经、手太阴肺经、手厥阴心包经、手少阴心经、足阳明胃经、足太阳膀胱经、足少阳胆经、足太阴脾经、足少阴肾经、足厥阴肝经。其中六条阴经连接六脏,六条阳经连接六腑,并分别与相表里的脏腑相互联系。阴经分布于身体内侧或腹面,阳经分布在身体外侧或背面。十二经脉通过手足阴阳表里经的连接而逐经相传,构成了一个周而复始、如环无端的传注系统。十二经脉将气血津液等营养物质周流全身,使组织器官、四肢百骸得到营养供应,从而维持身体功能活动的正常运行。

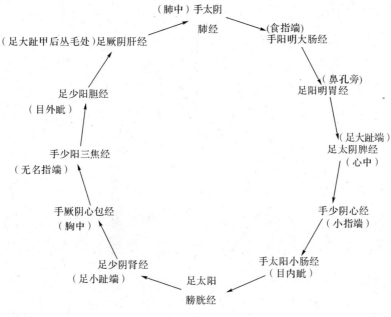

2. 奇经八脉

奇经八脉是督脉、任脉、冲脉、带脉、阳维脉、阴维脉、阴跷（qiāo）脉、阳跷脉的总称。它们与十二正经不同，既不直属脏腑，又无表里配合关系，"别道奇行"，故称"奇经"。奇经八脉中的督脉和任脉有固定的穴位，与十二经脉一起合称为"十四经"，是经络系统的主要成分。

3. 十五络脉

十二经脉和任、督二脉各自别出一络，加上脾之大络，共计 15 条，称为十五络脉，分别以十五络所发出的腧穴命名。十二经的别络均从本经四肢肘膝关节以下的络穴分出，走向其相表里的经脉，即阴经别走于阳经，阳经别走于阴经，加强了十二经中表里两经的联系，沟通了表里两经的经气，补充了十二经脉循行的不足。任脉、督脉的别络以及脾之大络主要分布在头身部。任脉的别脉从鸠尾分出后散布于腹部；督脉的别络从长强分出后散布于头，左右别走足太阳经；脾之大络从大包分出后散布于胸胁，分别沟通了腹、背和全身经气。

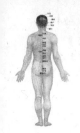

4. 十二经别

十二经别就是别行的正经,有离、入、出、合于人体表里之间的特点,加强了十二经脉的内外联系,更加强了经脉所属络的脏腑在体腔深部的联系。十二经别多从四肢肘膝上下的正经别出(离),经过躯干深入体腔与相关的脏腑联系(入),再浅出于体表上行头项部(出),在头项部,阳经经别合于本经的经脉,阴经经别合于相表里的阳经经脉(合),故有"六合"之称。

5. 十二经筋

十二经筋是十二经脉之气濡养筋肉骨节的体系,是十二经脉的外周连属部分。经筋具有约束骨骼、屈伸关节、维持人体正常运动功能的作用。

6. 十二皮部

十二皮部是十二经脉功能活动反映于体表的部位,也是络脉之气散布之所在。十二皮部的分布区域,是以十二经脉在体表的分布范围即十二经脉在皮肤上的分属部分为依据而划分的。《素问·皮部论》指出:"欲知皮部,以经脉为纪者,诸经皆然。"十二皮部是居于人体最外层的卫外屏障。

✳ 经络养生

中医称经络的生理功能为"经气",其功能主要表现在联络脏腑、沟通表里;运行气血,协调阴阳;抗御病邪,反映病症;传导感应,调整虚实等四个方面。

1. 联络脏腑、沟通表里

《灵枢·海论》指出:"夫十二经脉者,内属于府藏,外络于肢节。"人体的五脏六腑、四肢百骸、五官九窍、皮肉筋骨等组织器官,之所以保持相对的协调与统一,完成正常的生理活动,是依靠经络系统的联络沟通而实现的。经络中的经脉、经别与奇经八脉、十五络脉,纵横交错,入里出表,通上达下,联系人体各脏腑组织;经筋、皮部联系了肢体筋肉皮肤,

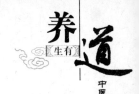

加之细小的浮络和孙络形成了一个统一的整体。

2. 运行气血、濡养周身

《灵枢·本藏》指出:"经脉者,所以行气血而营阴阳,濡筋骨,利关节者也;……"气血是人体生命活动的物质基础,全身各组织器官只有得到气血的濡润才能完成正常的生理功能。经络是人体气血运行的通路,能将其营养物质输布到全身各组织脏器,从而完成和调于五脏,洒陈于六腑的生理功能。

3. 抗御外邪、保卫机体

由于经络能"行气血而营阴阳",营气行于脉中,卫气行于脉外,使营卫之气密布周身。外邪侵犯人体由表及里,先从皮毛开始,卫气充实于络脉,络脉散布于全身,密布于皮部,当外邪侵犯机体时,卫气首当其冲发挥其抗御外邪、保卫机体的屏障作用。

经络养生就是在中医经络理论的指导下,通过针刺、灸法、推拿按摩、气功、导引等方法,调理人体的经络系统,使气血通畅,脏腑功能协调,机体处于阴阳平衡状态,从而达到防病治病、强身益寿的目的。

中医经络养生的起源与发展

✲ 经络养生的起源

"养生"一词出自《吕氏春秋·节丧》:"知生也者,不以害生,养生之谓也。"经络养生文化的历史悠久,诸子百家中,道家思想对养生文化的影响是最深入的。老子、庄子提出"归真返璞"、"清静无为"的养生理论,持"静以养生"的观点。老子认为唯有清虚静泰,顺应自然,才能无所不为。"至虚极,守静笃"、"见素抱朴,少私寡欲","清静为天下正"都反映了他的代表思想。他主张淡泊名利,知足常乐。认为"五色令人目盲,五音令人耳聋,五味令人口爽"。庄子在养生方面主张"循天之理",并力主"虚无恬淡",认为"平易恬淡,则忧患不能入,邪气不能袭,故其德全而神

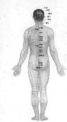
不亏"。他将养生具体分为"养神"和"全形",即调摄精神和保全形体,他认为养神以静为主,但应静中有动;全形以动为主,但当动中有静,故应动静结合。孔子提出了"仁者寿"的观点,认为"大德必得其寿",在饮食方面提出"食不厌精,脍不厌细",以及在生活起居方面提出的"寝不尸,居不客","食不语,寝不言"等安适自养的观点均对后世养生实践具有启迪作用。此外,荀子提出"修身养性"之术,认为养生应顺应自然,而又要有所节制,反映了儒家道德规范已辐射到了养生领域。

韩非子的"啬神"、"少欲"说,管子的"节欲存精"说,都和老子的养生思想一脉相承。

❋ 经络养生的发展

1. 先秦两汉时期(形成阶段)

上古时代,人们在生活实践中,逐渐形成了一些养生措施,《吕氏春秋·古乐篇》记载"民气郁瘀而滞者,筋骨瑟缩不达,故作舞以宣导之"。作舞宣导,不仅利于养生,也是人类文明的一大飞跃。长沙马王堆出土的西汉帛画《导引图》中描绘了四十四种姿势,如"鹞背"、"熊经"等,后世汉魏之际华佗的五禽戏即由此演变而来。庄子曾记载"吹吁呼吸,吐故纳新","导气以和,引体致柔"之术。可见,在先秦、两汉时期,经络养生学已具雏形,由实践逐渐提高到理论。

随着《黄帝内经》的问世,先秦诸子的经络养生思想形成了较为完整、系统的理论。《灵枢·经脉》篇云"经脉者,所以能决死生,处百病,调虚实,不可不通"。《灵枢·经别篇》记载"经脉者,人之所以生,病之所以成,人之所以治,病之所以起,学之所始,工之所止也"。《灵枢·逆顺》篇云"上工刺其未生者也,上工治未病,不治已病"。《素问遗篇·刺法论》指出"刺法有全神养真之旨,亦法有修真之道,非治疾也,故要修养和神也"。

2. 晋唐时期(迅速发展阶段)

晋唐时期佛教与道教盛行,与儒家思想一起对经络养生学的发展起了极大的推动作用。著名医家葛洪、陶弘景与孙思邈均受到儒、道、释三教的影响，成为养生家的代表人物。葛洪著《抱朴子》，注重宝精行气，"行气"即练习吐纳。陶弘景的养生著作《养性延命录》为现存最早的养生学专著，所述养生法涉及行气吐纳方面。陶氏发挥道家"无为"之说，将老庄哲学思想引申到日常生活中，并创制"嘘、呵、呼、呬、吹、嘻"六字诀，是一种祛病延年的吐纳呼吸法。孙思邈集养生学说精要，其论著中涉及了不少养生学的内容，他指出"养性之道，常欲小劳，但莫大劳，及强所不能堪耳"。即提倡适度的运动，包括华佗五禽戏、老子按摩法等。在隋唐时期，推拿按摩有进一步的发展，隋代已设立按摩专科。《隋书·百官志》有按摩博士二人的记载。《新唐书·百官志》亦载："按摩博士二人，按摩师四人，并从九品下，掌教导引之法以除疾……"而隋代巢元方所著《诸病源候论》，除了对各科 67 大类病的病因病机与证候都做了阐述之外，还在每卷之末，附有导引按摩之法。如《诸病源候论·白发候》认为白发与肾气弱有关，气血虚则肾气弱，肾气弱则骨髓枯，故发变白。其导引方法是"解发向南坐，握固不息，通举左右手导引，手掩两耳，治头风，令发不白。以手复持头五通脉也"。孙思邈十分推崇按摩导引，《备急千金要方·养性》中提出："按摩日三遍，一月后百病并除，行及奔马，此是养生之法。"并在《千金方》中记载用推拿防治小儿疾病的条目十五项，治疗包括客忤、强项欲死、夜啼、心腹热等，并运用按摩推拿预防小儿疾病。唐代司马贞认为："天挢引身，如熊顾鸟伸也……按摩而玩弄身体使调也。"《一切经音义·第二卷》解释说："凡人自摩自控，伸缩手足，除劳去烦，即名导引；若使别人握搦身体或摩或控，即名按摩。"

3. 宋元时期（完善阶段）

宋代苏轼、沈括合著《苏沈良方》，推拿养生内容为苏轼所著，多是亲身体验，确实有效，如在练气功之后"以手热摩两足心及脐下腰脊间，皆令热彻。次以两手摩熨眼面耳项，皆令极热，仍按捏鼻梁左右五七下，梳头百余梳"。这些方法简便易行且有效。宋代陈直的《养老奉亲书》问世后流行很广，元代邹铉又加入三篇，总称为《寿亲养老新书》，该书结合老

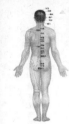

年人的特点,提出各种养生原则,比如认为老年人经常按涌泉穴,可使晚年步履轻便,精神饱满,成为后世广泛应用的补肾抗衰老的方法之一。

在宋代"八段锦"已基本形成。八段锦是汇集散见于各种书籍中的导引法而成的,分为文八段和武八段。文八段起于何人无从考证,武八段最初见于南宋时曾慥所著的《道枢》。由于八段锦汇集古代各种导引术,并使之连贯成套,加强了对心、肝、脾、肺、肾五脏功能的锻炼,且疗效显著、简单易行,所以后世广为流传。

金代张从正的《儒门事亲》把导引按摩列入汗、吐、下三法中,"导引按摩,凡解表者皆汗法也",将按摩的作用扩大。

元代医学著作《素问病机气宜保命集》及《摄生论》,注重保健养生,有调息、导引、内视、咽津等方法,认为有灌溉五脏、调和阴阳的作用。

宋代窦材的《扁鹊心书》明确指出:"人于无病时常灸关元、气海、中脘,虽未得长生,也可保百余年寿矣。"《圣济总录·按摩》提出:"凡小有不安,必按摩妥捺,令百节通利,邪气得泄。"

4. 明清时期(鼎盛阶段)

明代将按摩列为十三科之一。在应用上已趋向专业化。高濂所著《遵生八笺》及周履的《夷门广牍》均载有八段锦导引法及导引图。《遵生八笺》还载有灵剑子四时导引法,太上混合按摩十八势等多种导引与按摩方法。

清代的推拿按摩,在前代的基础上又有更进一步的发展,专著繁多,尤其是小儿推拿著作较多,内容丰富、图文并茂。如《幼科推拿秘书》、《小儿推拿直录》、《小儿推拿广意》等。还有《寿世传真》、《易筋经》、《内功图说》、《老老恒言》、《卫生要求》等六十多种导引按摩书籍发行,对保健按摩的继承和发扬起了良好作用。《老老恒言》记有导引诸法,如八段锦、华佗五禽戏、婆罗门十二法、天竺按摩诀等,有适合老年人的卧功、坐功、立功三项,是专为老年保健而设。《卫生要求》十二段锦总诀,有身功、首功、面功、耳功、口功、手足功等多方面的保健推拿功法。

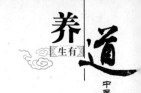

疏通经络的“机关”——穴位

✻ 穴位的分类

穴位又叫“腧穴”，是人体脏腑经络之气输注于体表的部位，也是沟通体表与体内脏腑联系的特殊部位。腧与“输”同，“输通”是双向的。从内通向外，反应病痛；从外通向内，接受刺激，防治疾病。穴位分为阿是穴、经外奇穴和十四经穴三大类。

1. 阿是穴

阿是穴，又称天应穴、不定穴，即最原始的“以痛为腧”，既无固定部位，又无专门名称，更不属于十四经脉。“阿是”之名来源于唐代孙思邈的《备急千金要方》，以压痛点或其他病理反应形式（敏感、麻木、迟钝、欣快，凹陷、结节、条索状反应物等）出现，多在病变附近出现，也可出现在距离较远处，治愈后，上述症状也随之消失。

2. 经外奇穴

经外奇穴是既有固定部位、又有专门名称、但不归属于十四经脉的穴位。经外奇穴是在阿是穴的基础上发展而来的，具有数目奇（一个到十多个不等，如印堂、太阳、二白、四缝、八风、十宣、十二井、华佗夹脊等）、位置奇（如内迎香在鼻腔内，金津玉液在舌下）、取法奇（常以目寸、口寸为同身寸，更有“骑竹马”等奇特取穴方法）、疗效奇（如太阳穴治头痛、四缝穴治小儿疳积等）的特点。这类穴位主治范围比较单一，多数对某些病症有特殊疗效。

3. 十四经穴

十四经穴是既有固定部位、又有专门名称、归属于十四经脉的穴位。共 361 个，是穴位的主体部分。《内经》中最早记载了约 160 穴，经过历代医家的完善、补充，到清代李学川的《针灸逢源》最终确定了 361 个穴位并沿用至今。每个经穴都有明确的主治症，以穴位为依据，就其主治

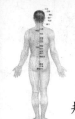
规律、疾病证候等进行总结,将原本分散的穴位逐步系统化,就形成了经络学说。

穴位按阿是穴→经外奇穴→十四经穴分类,体现了穴位的起源和发展过程。

�֍ 特定穴位

特定穴位是十四经穴中具有特殊治疗作用,并按特定称号概括归类的穴位。

1. 五输穴

十二经脉在四肢肘、膝关节以下各有五个重要穴位,分别称为井(木)、荥(火)、输(土)、经(金)、合(水),合称五输穴。古人根据经气运行

六阴经五输穴五行配属表

六阴经		井(木)	荥(火)	输(土)	经(金)	合(水)
手三阴	手太阴肺经(金)	少商	鱼际	太渊	经渠	尺泽
	手厥阴心包经(君火)	中冲	劳宫	大陵	间使	曲泽
	手少阴心经(火)	少冲	少府	神门	灵道	少海
足三阴	足太阴脾经(土)	隐白	大都	太白	商丘	阴陵泉
	足厥阴肝经(木)	大敦	行间	太冲	中封	曲泉
	足少阴肾经(水)	涌泉	然谷	太溪	复溜	阴谷

过程用自然界的水流由小到大、由浅入深的变化来形容,把五输穴按井、荥、输、经、合的顺序,从四肢末端向肘、膝方向依次排列,最早记载于《灵枢·九针十二原》:"所出为井、所溜为荥、所注为输、所行为经、所入为合"。"井"穴多位于手足之端,比喻为水的源头,是经气所出的部位,即"所出为井";"荥"穴多位于掌指或跖趾关节之前,比喻为水流尚微,未成大流,是经气流行的部位,即"所溜为荥";"输"穴多位于掌指或跖趾关节之后,比喻为水流由小而大,由浅注深,是经气渐盛,由此注彼的部位,即"所注为输";"经"穴多位于腕踝关节以上,比喻为水流变大,畅通无阻,

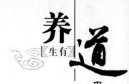

是经气正盛运行经过的部位，即"所行为经"；"合"穴位于肘膝关节附近，比喻为江河水流汇入湖海，是经气由此深入，进而会合于脏腑的部位，即"所入为合"。

五输穴是常用要穴，其中井穴可用来治疗神志昏迷；荥穴可用来治疗热病；输穴可用来治疗关节痛；经穴可用来治疗喘咳；合穴可用来治疗六腑病症。五输穴还配属五行，根据五行生克规律，成为子午流注法按时取穴的理论依据。

六阳经五输穴五行配属表

六阳经		井（金）	荥（水）	输（木）	经（火）	合（土）
手三阴	手阳明大肠经（金）	商阳	二间	三间	阳溪	曲池
	手少阳三焦经（相火）	关冲	液门	中渚	支沟	天井
	手太阳小肠经（火）	少泽	前谷	后溪	阳谷	小海
足三阳	足阳明胃经（土）	历兑	内庭	陷谷	解溪	足三里
	足少阳胆经（木）	足窍阴	侠溪	足临泣	阳辅	阳陵泉
	足太阳膀胱经（水）	至阴	足通谷	束骨	昆仑	委中

2. 原穴

十二经脉在腕、踝关节附近各有一个穴位，是脏腑原气留止的部位，称为原穴。分别为太渊（肺经）、合谷（大肠经）、冲阳（胃经）、太白（脾经）、神门（心经）、腕骨（小肠经）、京骨（膀胱经）、太溪（肾经）、大陵（心包经）、阳池（三焦经）、太冲（肝经）、丘墟（胆经）。《灵枢·九针十二原》中最早提出了五脏原穴，《灵枢·本输》补充了六腑原穴，到《针灸甲乙经》则补齐了所缺的心经原穴。"原"即本原、原气之意，原气代表原穴，来源于肾间动气，是人体生命活动的原动力，通过三焦运行于脏腑，是十二经的根本，原气通达则能发挥其维护正气、抗御病邪的作用。

3. 络穴

络脉在经脉分出的部位各有一穴，称为络穴。分别为列缺（肺经）、偏历（大肠经）、丰隆（胃经）、公孙（脾经）、通里（心经）、支正（小肠经）、飞

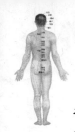

扬（膀胱经）、大钟（肾经）、内关（心包经）、外关（三焦经）、蠡沟（肝经）、光明（胆经），再加上鸠尾（任脉）、长强（督脉）、大包（脾之大络）、虚里（胃之大络），合称"十六络"。《灵枢·经脉》中最早记载了"十五络"，加上《素问·平人气象论》记载的"胃之大络"虚里，成为完整的"十六络穴"。络穴沟通表里二经，有"一络通两经"之说，不仅治本经病，也能治其相表里经的病症。

4. 郄穴

郄穴是各经脉在四肢部经气深聚的地方，"郄"与隙相通，是空隙、间隙的意思。分别为孔最（肺经）、温溜（大肠经）、梁丘（胃经）、地机（脾经）、阴郄（心经）、养老（小肠经）、金门（膀胱经）、水泉（肾经）、郄门（心包经）、会宗（三焦经）、中都（肝经）、外丘（胆经）、筑宾（阴维脉）、阳交（阳维脉）、交信（阴跷脉）、跗阳（阳跷脉）。郄穴在《针灸甲乙经》中首先提出，常用来治疗本经循行部位及所属脏腑的急性病症，阴经郄穴多治疗血证，阳经郄穴多治疗急性疼痛。

5. 八脉交会穴

八脉交会穴是指四肢部通向奇经八脉的八个穴位。均分布于四肢肘、膝关节以下，分别为公孙、内关、外关、足临泣、后溪、申脉、列缺、照海。窦汉卿的《针经指南》最早记录了八脉交会穴，也称"窦氏八穴"，八穴与八脉相会通，所以既能治本经病，又能治奇经病。

八脉交会穴表

归经	八穴	通八脉	会合部位
足太阴	公孙	冲脉	胃、心、胸
手厥阴	内关	阴维脉	
手少阳	外关	阳维脉	目外眦、颊、颈、耳后、肩
足少阳	足临泣	带脉	
手太阳	后溪	督脉	目内眦、项、耳、肩胛
足太阳	申脉	阳跷脉	
手太阴	列缺	任脉	胸、肺、膈、喉咙
足少阴	照海	阴跷脉	

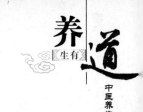

6. 下合穴

下合穴，即六腑下合穴，是六腑之气下合于足三阳经的六个穴位。分别为下巨虚（小肠）、上巨虚（大肠）、委阳（三焦）、委中（膀胱）、足三里（胃）、阳陵泉（胆）。《灵枢·邪气脏腑病形》中提出了"合治内府"的理论，说明下合穴是治疗六腑病症的主要穴位。

7. 背俞穴

背俞穴是脏腑之气输注于背腰部的穴位。位于背腰部足太阳膀胱经的第一侧线上，大体依脏腑位置而上下排列，分别冠以脏腑之名，依次为肺俞、厥阴俞、心俞、肝俞、胆俞、脾俞、胃俞、三焦俞、肾俞、大肠俞、小肠俞、膀胱俞。《灵枢·背腧》最早列出了五脏背俞穴，《素问·阴阳应象大论》中的"阴病治阳"说明背俞穴可以治疗相应的脏腑病症，也可以治疗与脏腑相关的五官九窍、皮肉筋骨等病症。

8. 募穴

脏腑之气结聚于胸腹部的穴位，称为募穴。募穴都接近其脏腑所在，肺募中府、大肠募天枢、胃募中脘、脾募章门、心募巨阙、小肠募关元、膀胱募中极、肾募京门、心包募膻中、三焦募石门、肝募期门、胆募日月。募穴之名，最早出现在《素问·奇病论》，《难经·六十七难》中的"五藏募在阴而俞在阳"指出募穴分布于胸腹，而俞穴分布在背部，脏腑之气与俞募穴是相互贯通的，当脏腑发生病变时，常在其相应的俞募穴出现疼痛或过敏等病理反应，通过观察、触按俞募穴处的异常变化，可以诊断相应脏腑疾病。募穴主治与背俞穴有共同之处，可与背俞穴配合使用。

9. 八会穴

八会穴是指脏、腑、气、血、筋、脉、骨、髓等精气所会聚的八个穴位。脏会章门，腑会中脘，气会膻中，血会膈俞，筋会阳陵泉，脉会太渊，骨会大杼，髓会绝骨。《难经·四十五难》首次提出了八会穴，并指出凡与此有关的病症均可选用相关的八会穴来治疗，而且还说"热病在内者，取其会之气穴也"，说明八会穴还能治某些热病。

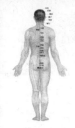
10. 交会穴

交会穴是指两经或数经相交会合的穴位,在《针灸甲乙经》中首次记载。其中穴位所归属的经脉称为本经,相交会的经脉称为他经。交会穴不但能治本经病,还能兼治所交会经脉的疾病。

❋ 简易取穴法

1. 体表标志法

根据人体表面的一些自然标志来取穴。

(1)固定标志法:利用固定标志如五官、毛发、乳头、肚脐、指(趾)甲、肌肉隆起和骨关节凸起、凹陷等选取穴位。如鼻尖取素髎;两眉头中间取印堂;两乳头中间取膻中;脐旁 2 寸取天枢;第 7 颈椎棘突下取大椎等。

(2)活动标志法:需要采取某种动作姿势才会出现的活动标志,主要有皮肤的皱褶、肌肉的隆起或凹陷、肌腱的显露以及某些关节凹陷等。如咬牙时,下颌角咬肌隆起处取颊车;尽量屈曲肘关节,肘横纹头取曲池穴;上臂平举抬肩,肩峰前下凹陷中定肩髃;握拳,第 5 指掌关节后方纹头取后溪等等。

2. 简便取穴法

利用简单易行的方法取穴。如两耳尖直上与头正中线交点取百会;两虎口自然平直交叉,食指尖所抵达处取列缺;拇指向食指并拢,虎口处肌肉隆起最高点取合谷等。

3. 手指测量法

以手指的长短、宽窄为依据定穴,此法只限于本身使用,又称"手指同身寸法"。以大拇指指节的宽度为 1 寸;食、中二指并拢后第 2 指节的宽度为 1.5 寸;拇指或食指上两节的长度为 2 寸;食指、中指、无名指、小指并拢后第 2 指节的宽度为 3 寸,简称"一夫法"。

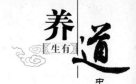

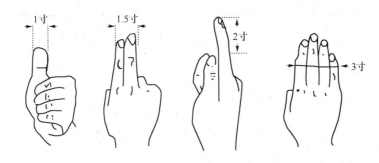

手指同身寸法

4. 骨度分寸法

骨度分寸法是指主要以骨节为标志,将两骨节之间的长度折量为一定的分寸,用以确定腧穴位置的方法。如头部前后发际之间为12寸,肚脐正中至胸剑结合部为8寸,小腿外膝眼至外踝尖高点为16寸。不论男女老幼、高矮胖瘦均可按一定的骨度分寸在其自身测量。

骨度分寸表

部位	示意图	起止点	折量分寸	度量法	说　明
头面部	12寸	前发际正中→后发际正中	12寸	直寸	用于确定头部经穴的纵向距离
		眉心(印堂)→前发际正中	3寸	直寸	用于前发际不明显者
	9寸	大椎(第7颈椎棘突下)→后发际正中	3寸	直寸	用于后发际不明显者
		眉心(印堂)→大椎(第7颈椎棘突下)	18寸	直寸	

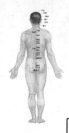

	前额两发角（头维）之间	9寸	横寸	用于确定头部前方穴位的横向距离
	耳后两乳突（完骨）之间	9寸	横寸	用于确定头部后方穴位的横向距离
胸腹胁肋部	天突→歧骨（胸剑联合）	9寸	直寸	用于确定胸部穴位的纵向距离
	歧骨→脐中	8寸	直寸	用于确定上腹部穴位的纵向距离
	脐中→横骨上廉（耻骨联合上缘）	5寸	直寸	用于确定下腹部穴位的纵向距离
	两乳头之间	8寸	横寸	用于确定胸腹部穴位的横向距离，女性可以用锁骨中线代替
	腋窝→季胁（第11肋端下方）	12寸	直寸	用于确定胁肋部穴位的纵向距离
	季胁→髀枢（股骨大转子高点）	9寸	直寸	用于确定胁肋部穴位的纵向距离
背腰部	肩胛骨内缘→脊柱正中线	3寸	横寸	用于确定背腰部穴位的横向距离
	肩峰→脊柱正中线	8寸	横寸	用于确定肩背部穴位的横向距离
	大椎以下至尾骶	21椎	直寸	以脊椎棘突为定位标志，肩胛冈平第3胸椎棘突，肩胛下角平第7胸椎棘突，肋弓下缘（或肚脐）平第2腰椎棘突，髂嵴平第4腰椎棘突

上肢部	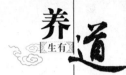	腋前纹头→肘横纹	9寸	直寸	用于确定上肢部穴位的距离
		肘横纹→腕横纹	12寸	直寸	用于确定上肢部穴位的距离
下肢部		横骨上廉→股骨内上髁上缘	18寸	直寸	用于确定下肢内侧穴位的纵向距离
		胫骨内侧髁下方→内踝尖	13寸	直寸	用于确定下肢内侧穴位的纵向距离
		髀枢→腘横纹	19寸	直寸	用于确定下肢外后侧穴位的纵向距离,臀横纹→腘横纹相当于14寸
		腘横纹→外踝尖	16寸	直寸	用于确定下肢外后侧穴位的纵向距离
		外踝尖→足底	3寸	直寸	

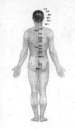

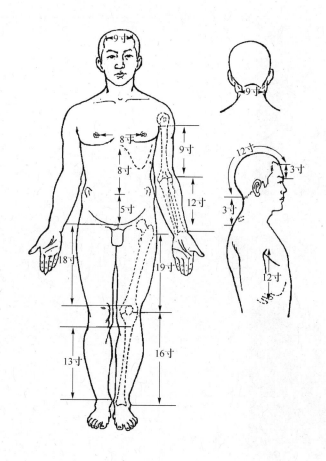

骨度分寸图

中医经络养生常用按摩方法

按摩治病与保健的历史非常悠久,古代史书里,早有用按摩治病的记载,如司马迁著的《史记·扁鹊仓公列传》上记着:"上古之时,医有俞跗,治病不以汤液醴洒,(而用)镵石桥引,案扤毒熨。"这里说的上古俞跗,是一个掌握按摩医术的医学家。战国时期,按摩已成为重要的治病方法之一。到了秦汉时期,按摩的内容更丰富了,在汉代,按摩除了用来治疗慢性疾病,又作为急救措施使用于临床。隋唐时代,是我国历史上的强盛时期,手法按摩治疗与保健已十分流行,并在那时传入了朝鲜、日本、印度和欧洲。宋、金、元时期,手法防治疾病的范围更加扩大,涉及内、外、妇、儿各科。及至清明时期,手法按摩的理论与实践更有了进一步的发展。以后,按摩疗法几经沿革,时至今日更以其防治疾病的特色和良好效果,在我国乃至世界范围内引起了高度重视。

按摩是用手对人体经络穴位进行按、拿、点、推、揉、拍等手法,起到运行气血、健身祛病的作用。若能掌握一些定位和实施方法方便的穴位,可达自我保健的目的。按摩的手法非常多,动作轻柔,运用灵活,便于操作,适用范围甚广,不论男女老幼、体质强弱、有无病症,均可采用不同的施术手法进行保健。现介绍一下常用的手法,具体如下:

❋ 指压法

指压法是以手指用力按压施术部位,垂直向下按压,使其产生一种温润柔和的舒适之感。本法具有放松肌肉、缓解痉挛、镇静止痛、消肿消炎的作用。

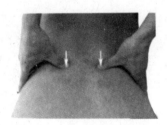

指压法

❋ 点法

点法是以屈曲的指间关节突起部分为力点,按压于某一治疗点上的手法,此法具有力点集中,刺激性强等特点,具有开通闭塞,活血止痛之效。本法与按法、揉法、拨法等手法配合使用,组成复合性手法。

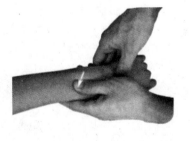

点法

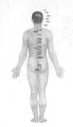
❋ 掐法

掐法又称爪法。用指甲按压穴位。用力较重而刺激面积较小,为开窍解痉的强刺激手法。此法常用于晕厥、惊风等证,主要有双手掐法和单手掐法。

双手掐法:以双手的拇指指甲同时用力,掐按治疗部位。

单手掐法:以单手的拇指指甲用力,掐按治疗部位。

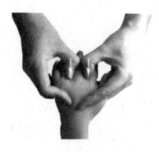
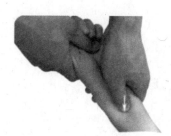

双手掐法　　　　　　　　　单手掐法

❋ 指揉法

指揉法是以指腹吸定在患者施术部位着力轻柔和缓地旋转揉动带动皮下组织,使力量渗透达肌肉层的方法。具有疏通经络、活血化瘀、放松肌肉、缓解痉挛、调节脏腑功能的作用。

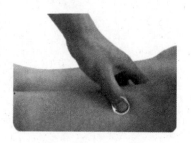

指揉法

❋ 弹拨法

弹拨法是用指端、肘尖按于治疗部位,做横向拨动经筋的手法。本法有解痉止痛,松解粘连之效。本法可分为拇指弹拨法和肘弹拨法。

拇指弹拨法:术者指面着力于施术部位的一侧,先用力下压,再做与肌纤维方向垂直的单向或双向来回推动。

肘弹拨法：术者指拨力度不够时，用肘尖置于施术部位，做来回左右拨动的方法。本法多用于肌肉发达、丰富者或腰、臀及大腿部。

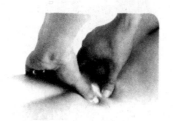

拇指弹拨法

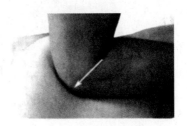

肘弹拨法

✿ 掌拍法

掌拍法是运用手掌腹面着力，五指自然并拢，掌指关节微屈，使掌心空虚，然后以虚掌做节律地拍击治疗部位的手法。具有疏通经络、行气活血、解除痉挛的作用。

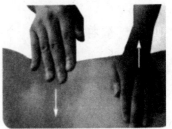

掌拍法

✿ 掌按法

掌按法是用掌根或全掌着力按压体表的一种方法。掌按法可单掌亦可双掌交叉重叠按压。同样也可与揉法相结合使用。本法具有放松肌肉、缓解痉挛、镇静止痛、消肿消炎的作用。

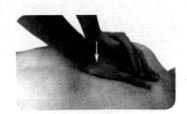

掌按法

✿ 抹法

抹法是运用拇指指腹或手掌面紧贴皮肤，略用力做上下或左右缓慢的往返移动的手法。此法具有调和营卫、疏通经络、理气活血的作用。

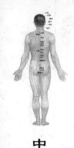

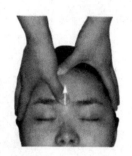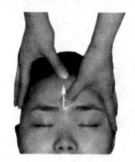

抹法

❋ 掌揉法

掌揉法是用大鱼际或掌根着力贴附一定部位或穴位上，以"顺时针"或"逆时针"方向反复交替，做轻柔缓和的环旋揉动，使力量渗透达肌肉层，此法和缓舒适，老幼均可使用，脘腹部、头面部及四肢等部均可应用。具有理气和胃、活血祛瘀、消肿止痛等作用。

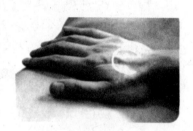

掌揉法

❋ 捏法

捏法是运用拇指与食、中指或用拇指与其余四指螺纹面着力，做对称性用力进行捏挤、指螺纹面着力，做对称性用力进行捏挤、提捻刺激的手法。此法具有调和阴阳，增补元气，健脾和胃，疏通经络，行气活血的作用。包括三指捏法、二指捏法。

三指捏法：以大拇指指腹与食、中两指夹住肢体，相对用力挤压，三指捏拿皮肤，两手边捏边交替前进。

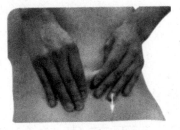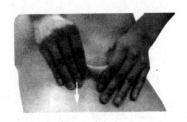

三指捏法

二指捏法：运用拇指指腹与食指中节桡侧相对着力，拇指在前，以拇指、食指捏拿皮肤，边捏边交替前进。

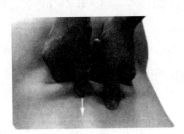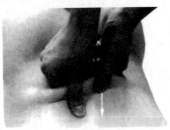

二指捏法

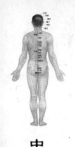

第二章 中医经络养生十四条重要经脉及主要养生穴位

手太阴肺经——调治呼吸、管理人体

手太阴肺经,简称肺经,是调治呼吸、调节各脏腑组织生理功能的经脉。《素问·灵兰秘典论》有云"肺者,相傅之官,治节出焉。"相傅就是宰相,足以说明肺脏地位的重要。肺在五脏六腑中位置最高,因而有"华盖"之称。肺叶娇嫩,容易受风邪侵袭,怕寒热,故又有"娇脏"之称。肺经的生理特点与肺脏紧密相连,很容易出现问题。作为管理人体的宰相之官,肺具有朝百脉、主治节的功能,就是说全身各部的血脉都直接或间接汇聚于肺,然后敷布全身。各脏腑的盛衰情况,必然在肺经上有所反映。

【分布及循行路线】

手太阴肺经主要分布于上肢内侧前缘。该经主干内行线始于中焦(胃),向下联络大肠,折回,经过胃的下口幽门、上口贲门,贯穿膈肌,入属肺脏,再从肺系(气管、喉咙)横行出胸壁外上方,走向腋下,沿上臂前内侧,至肘中后再沿前臂桡侧下行至寸口(桡动脉搏动处),又沿手掌大鱼际外缘出拇指桡侧端。其分支从腕后桡骨茎突上方(列缺穴)分出,沿掌背侧面走向食指桡侧端(商阳穴),交于手阳明大肠经。

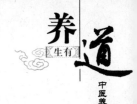

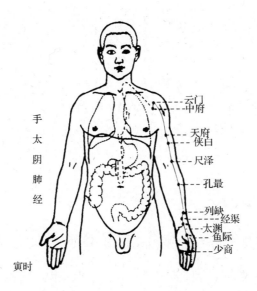

手太阴肺经

云门
中府
天府
侠白
尺泽
孔最
列缺
经渠
太渊
鱼际
少商

寅时

【联系脏腑】

肺、胃、大肠。

【病变表现】

该经发生病变主要表现为胸部满闷，咳嗽，气喘，锁骨上窝痛，心胸烦满，小便频数，肩背、上肢前边外侧发冷，麻木酸痛等症。

【预防与主治疾病】

呼吸系统疾病：各种急慢性气管炎、支气管炎、哮喘、咳嗽、咯血、胸痛。

五官科：急慢性扁桃体炎、急慢性咽炎、咽痛、鼻炎、流鼻血。

其他：经脉所经过的关节屈伸障碍、肌肉痛。

【肺经养生最佳时】

按摩肺经的最佳时间应该是凌晨3～5时，寅时肺经经气最旺，但这时正是睡觉的时间，由于脾经为肺经的同名经，所以可以在上午9～11时脾经旺时按摩。

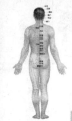

小贴士

肺经位于上肢内侧,平常看电视、等车等空闲时间都可以用掌拍法由中府穴方向开始顺着肺经拍打,不过力度一定要轻,一般30次左右,在肺经养生最佳时拍打效果最好,可有效预防感冒。

【主要养生穴位】

✳ 中府穴——肃降肺气,和胃利水

中府穴是肺经的募穴,是肺气聚集之处,肺脏气血直接输注的地方,最能反映肺的状况,可宣肺理气,止咳平喘,治疗咳嗽、气喘、肺胀满、胸痛等,是诊断和治疗肺病的重要穴位之一。同时可兼治脾肺两脏之病,治疗中气不足、腹胀、消化不良、水肿、肩背痛等。还可治疗心绞痛。

部位:胸前壁的外上方,云门穴下1寸,前正中线旁开6寸,平第1肋间隙处。

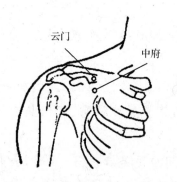

取穴技巧:正坐或站立,将右手拇指与其余四指分开,四指置于左腋下,拇指垂直上指,拇指指腹所在处即是中府穴。

养生按摩法:双手拇指同时按压两边中府穴,一次至少点按5次,每次下压3~5秒,每天按摩3~5分钟。

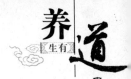

❀ 鱼际穴——理气止咳，清肺利咽

鱼际穴，肺经荥穴，是身体的保命穴。鱼际是意指穴内气血由阴向阳的变化，鱼际穴化肺经水湿，散发脾土之热，具有清热疏肺，利咽通络的功效，主治支气管哮喘、扁桃体炎、小儿疳积、咳嗽、咯血，缓解咳嗽、咽喉肿痛、口干舌燥等症状。另外，还可治"鼠标指"。

部位：人体的手拇指本节（第1掌指关节）后凹陷处，约当第1掌骨中点桡侧，赤白肉际处。

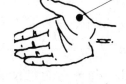

养生按摩法：弯曲大拇指，以指甲尖垂直轻轻掐按，每次左右手各掐揉1～3分钟。按摩鱼际穴有很多好处，尤其是秋季常按摩鱼际穴可防治种种秋季易发的疾病。

❀ 孔最穴——调降肺气，清热止血

"孔"为孔窍，"最"为第一，即身体里所有跟孔有关的问题都归它管，上至鼻窍，下至肛门。孔最穴，肺经郄穴，经气深聚之处，最能开癖通窍，宣降肺气，血随气降，则咯血自止。主要用于治疗肺脏比较深重的急性病证和血证。如咯血、咳嗽、气喘、咽喉肿痛等肺系病证。以及肘臂挛痛，痔疾等。该穴还是"治热病汗不出第一要穴"，发烧不出汗，揉此穴可以帮助发汗。

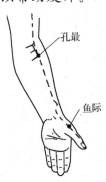

部位：在前臂掌面桡侧，尺泽与太渊连线上，腕横纹上7寸处。取此穴位时应让患者伸前臂仰掌，孔最穴位于人体的前臂部位，前臂内侧，在尺泽穴与太渊穴连线的上5/12处。

取穴技巧：手臂向前，仰掌向上，另一手指四指并拢，将小指靠在手腕横纹处，往上量两次，再加一拇指的距离，即是孔最穴。

养生按摩法：用拇指指腹垂直下压揉按，先按左臂穴位，再按右臂，每次各揉按1～3分钟。

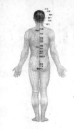
手阳明大肠经——人体的"清道夫"

手阳明大肠经,简称大肠经,是呼吸系统(肺咽)和消化系统(肠胃)之间的重要"快车道",起到人体"清道夫"作用的经脉。《素问·灵兰秘典论》说:"大肠者,传道之官,变化出焉。"这说明大肠负责排泄人体大部分废物,以确保经络在体内的正常运转。大肠的传导功能正常与否,不仅影响大肠本身,更可影响其他脏腑。《黄帝内经》认为:"阳明经多气血"。而气血是维持人生命活动的基础,由此可见大肠经对人体的重要性。作为气血很旺的经络,大肠经可以帮助人体增强阳气或把多余的火气去掉。保持大肠经的气血通畅,不仅可以治病,更可防病;不仅可以治腑,更可安脏。

【分布及循行路线】

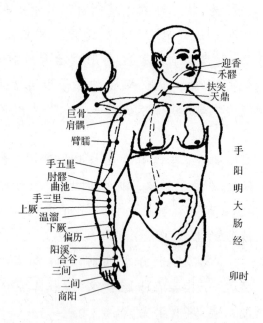

阳明大肠经,主要分布于上肢外侧前缘。该经起于食指桡侧端(商阳穴),沿食指桡侧上缘和第1、2掌骨间(合谷穴)、向上进入两筋(拇长伸肌腱和拇短伸肌腱)之间凹陷处(阳溪穴),沿前臂桡侧上缘至肘部外

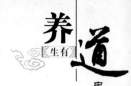

侧（曲池穴、肘髎穴），经上臂外侧前缘，上肩，出肩峰部前缘，转向项部，至第 7 颈棘突下（大椎穴），与诸阳脉相会合，再向前下进入缺盆部（锁骨上窝），下行络于肺，穿过膈肌，属于大肠。它的支脉：从缺盆上行颈旁，通过面颊，进入下齿槽，出来挟口旁，左脉向右，右脉向左，左右两脉交叉于人中，尔后分别夹行鼻孔两侧，止于鼻旁迎香穴，于足阳明胃经相交接。

【联系脏腑】

大肠、肺、口、面颊、下齿、鼻。

【病变表现】

该经发生病变，主要反应在头、面、耳、鼻、喉及热病，主要表现为口干，鼻塞，衄血，齿痛，颈肿，喉痹，面痒、面瘫，眼珠发黄，肩前、臂及食指痛，经脉所过处热肿或寒冷或发寒战抖，肠绞痛，肠鸣、泄泻等。

【预防与主治疾病】

呼吸系统疾病：感冒、支气管炎、发烧、咳嗽、头疼。

头面疾病：头疼、面神经炎、面肌痉挛、面瘫、牙疼、睑腺炎、结膜炎、角膜炎、耳鸣、耳聋、三叉神经痛、鼻炎、鼻塞。

其他：颈椎病、皮肤瘙痒、神经性皮炎、荨麻疹、经脉所过的关节活动障碍。

【养生最佳时】

按摩大肠经的最佳时间是早晨 5～7 时，卯时大肠经运行最旺盛，按摩效果最好。晚起之人，可以选择其同名经——足阳明胃经旺时（7～9时）按摩。

小贴士

手握空拳（微握拳，不必太用力），从手腕开始，沿着大肠经的行经路线从下往上敲。拍打的手法不要太重，一只手拍 6 分钟即可。在养生最佳时拍打效果最好。每天拍拍大肠经，可以起到内外舒畅两手轻的作用。

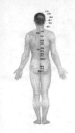
【主要养生穴位】

❋ 合谷穴——镇静止痛,清热解表

合谷穴,大肠经之原穴,本穴物质由三间穴的水湿云气而汇聚,性温、量大、所处范围广,可担当起充补大肠经整条经脉气血的作用。具有镇静止痛,通经活络,清热解表的功效,是快速止痛的特效穴。主治头痛、目赤肿痛、鼻出血、牙痛、牙关紧闭、口眼歪斜、耳聋、疟腮、咽喉肿痛、热病无汗、多汗、腹痛、便秘、经闭、滞产等。凡是头面上的病,只要按摩合谷穴,就可以使合谷穴所属的大肠经脉循行之处的组织和器官的疾病减轻或消除。

部位:位于手背虎口处,于第1掌骨与第2掌骨间陷中,第2掌骨桡侧的中点处。

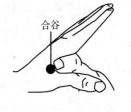

合谷

取穴技巧:拇指、食指张开,以另一手的拇指关节横纹放在虎口上,拇指下压处即是。或将拇指、食指合拢,肌肉的最高处即是此穴。

养生按摩法:两手交替按摩,用拇指屈曲垂直按在合谷穴上,做一紧一松的按压,频率为每2秒钟一次,即每分钟30次左右。重要的是按压的力量需要有一定的强度,穴位下面要出现酸、麻、胀的感觉,即有"得气"现象为好,这样才能起到防病治病的作用。

❋ 曲池穴——泻热降压,疏风解表

曲池穴,大肠经合穴,为大肠经经气最强盛之穴,转化脾土之热,燥化大肠经湿热,提供天部阳热之气。具有泻热降压,疏风解表,舒筋通络的功效,对人体的消化系统、血液循环系统、内分泌系统等均有明显的调整作用,是临床调节血压的常用穴位之一。常用于治疗肩肘关节疼痛、上肢瘫痪、高血压、荨麻疹、流行性感冒、扁桃体炎、甲状腺肿大、急性胃肠炎等。

部位:肘横纹外侧端,与肱骨外上髁连线中点处。

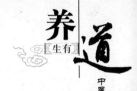

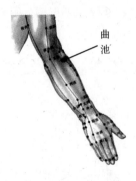

曲池

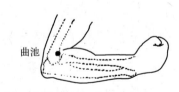

曲池

取穴技巧：正坐，侧腕，屈肘，将手肘内弯，横纹尽处，即肱骨外上髁内缘凹陷处。

养生按摩法：弯曲大拇指以指腹垂直掐按此穴，以略感疼痛为基准，按住5秒后抓紧，先左手后右手，每日早晚各1次，每次掐揉3～5分钟。

✿ 迎香穴——祛风通窍，理气止痛

迎，迎受也。香，脾胃五谷之气也。大肠经在迎香穴与胃经会接，该穴名意指本穴接受胃经供给的气血，大肠经阳气由本穴上冲并交于阳明胃经。此穴具有祛风通窍，理气止痛的功效，是治疗鼻部疾病的重要穴位。主治疾病有鼻炎、鼻塞、鼻窦炎、流鼻水、鼻病、牙痛、感冒、可预防H7N9禽流感等。尤其是上齿牙痛时，指压该穴，可以快速止痛。

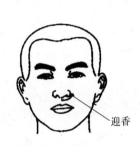

迎香

部位：位于人体的面部，在鼻翼旁开约1厘米皱纹中（在鼻翼外缘中点旁，当鼻唇沟中）。

取穴技巧：正坐，握拳，伸直食指，将食指指尖紧贴鼻翼按下，指尖所在处即是迎香穴。

养生按摩法：双手拇指分别按于同侧下颌部，中指分别按于同侧迎香穴，其余三指则向手心方向

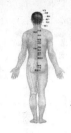
弯曲,然后使中指在迎香穴部沿顺时针方向按摩36圈,每天3次。

足阳明胃经——后天之本,气血之源

足阳明胃经,简称胃经。胃是机体对饮食物进行消化吸收的重要脏器,《灵枢·海论》中称"胃者,水谷之海"。中医认为胃是人的"后天之本",气血之源。胃的主要生理功能是"受纳"和"腐熟",接受并贮存从口腔经食管而来的饮食物,进行消化,再将食糜向下推送进小肠。胃喜润恶燥,以通降为顺,一旦出现问题,将影响到整个人体的新陈代谢,带来各种病痛,正如《素问·平人气象论》中所说"人以水谷为本,故人绝水谷则死,脉无胃气亦死"。

【分布及循行路线】

足阳明胃经与足太阴脾经相表里,主要分布于头面、颈项、胸腹、下肢外侧面前部至次趾外侧端。经脉起于鼻旁,上行鼻根,沿鼻外侧(承泣)下行,入上齿,回绕口唇,交颏唇沟(承浆),经下颌角(颊车)、耳前(下关)至头角(头维)。主干经颏唇沟左至右、右至左交叉,从下颌角前(大迎)分出,经颈侧(距任脉1.5寸)下行,向后交大椎,转入缺盆;一支入胸中,贯膈、属胃、络脾,至腹股部(气冲);一支经胸部(距任脉4寸)、腹部(距任脉2寸)下行至腹股沟部与前支汇合。再沿下肢外侧面前部,过膝(犊鼻),至踝(解溪),经足背终于次趾外侧端(厉兑)。其分支从足背(冲阳)分出,至大趾内侧端与足太阴脾经相交。

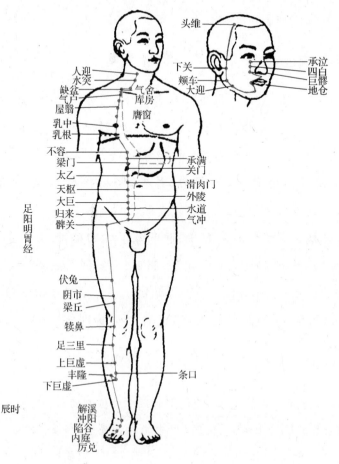

【联系脏腑】

胃,脾,心。

【病变表现】

胃胀,腹胀,胃脘痛,呕吐,易饥,鼻出血,口眼歪斜,咽喉肿痛,胸腹及下肢外侧疼痛、麻木,发热,狂躁。

【预防与主治疾病】

主治胃肠病,头面、五官病,神志病,皮肤病,热病以及经脉循行部位的其他病症。

【养生最佳时间】

胃经多气多血,又以辰时(7～9点)气血最盛。

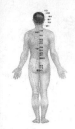

【主要养生穴位】

✳ 四白穴——明目护眼，养颜美白

"四"，广阔之意；"白"，明也，位于目下，可使视力光明四射，故此得名。主要作用是通经活络、祛风止痛。主治眼部及头面病如近视、目赤肿痛、迎风流泪、眩晕、头面疼痛、面神经麻痹、三叉神经痛等。本穴最主要的作用就是预防近视，保护视力；另外，坚持按摩本穴，可使面部血液循环顺畅，达到消除眼部皱纹、恢复皮肤光泽的效果。

部位：平视前方，瞳孔直下，眼眶下缘下方凹陷处。

取穴技巧：平视前方，瞳孔直下，眼眶下缘向下一横指处即是。

养生按摩法：手指按压或点揉，每日 3 分钟即可。

小贴士

胃经应该按揉，但并不是要把经上的每个穴位都揉到，目的是刺激整条经络。脸上的穴位可以用中指的指头来揉，重点穴位揉上 1 分钟左右，然后顺着经络往下走，不用停，到了脖子上和胸部、肚子上时，就用食指和中指并到一块儿来揉，一定要按到皮下面的肌肉上。到了天枢穴的时候，就用大拇指来揉，力量要稍微大一点。到腿上时，两只手对换一下，拇指和其他四指分开，左手握右腿，右手握左腿，大拇指用力，其他指头不动，一直往下揉。到梁丘和足三里的时候力量加大，使穴位局部产生酸胀感。揉完之后再反复做两遍就行了。也可以先在经的循行线路上不停地揉，等整条经揉了两遍之后，再揉那些比较重要的穴位。每天早上 7～9 点沿着胃经的循行路线进行按揉是最好的，因为这个时间段是胃经经气最旺的时候。

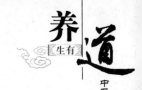

❋ 天枢穴——腹泻便秘,一穴解决

"天",指天地,是对应人的上下半身而言;"枢",指枢纽。位于脐旁,为上下腹的分界,脐上应天,脐下应地,以此为枢,故名。是大肠的"募穴","募穴"是五脏六腑之气集中在胸腹部的穴位,因为募穴接近脏腑,所以不论是病生于内或是外邪侵犯,都会在相应的募穴上有异常反应,

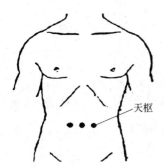

天枢

如压痛、酸胀、过敏等,根据这些反应就可以来诊断和自我治疗相应脏腑的疾病。天枢穴的位置从解剖上来看,正好对应肠道,所以可用于调理肠道、活血化瘀。主治范围也非常广泛,消化系统病、妇科病,其他病如肥胖、鼓胀、脐疝、奔豚、腰痛、泌尿系结石等都可以有良好的疗效。

部位:肚脐旁2寸,两侧各有一穴。

养生按摩法:指压或旋转按揉即可,力量不宜过重,加上艾灸的话效果更佳。每日2次,每次1～3分钟。

❋ 梁丘穴——急性胃痛,来得快去得更快

梁丘是胃经的"郄穴",郄穴主要用于治疗急性病(阳经)和血证(阴经),所以梁丘治疗急性胃痛、胃痉挛效果非常好。

部位:屈膝,髂前上棘与髌底外侧端连线上,髌底上两寸。

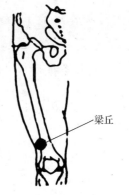

梁丘

取穴技巧:膝盖上2寸,疼痛敏感处。

养生按摩法:指压或按揉即可,用力要大些。每日2次,每次3～5分钟。

❋ 足三里穴——人体保健第一要穴

下肢为"足",穴位在膝下3寸,故名,《四总穴歌》中的"肚腹三里留"指的就是本穴。刺激足三里穴,可以调理胃肠、通经活络、益气养血、强

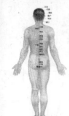
身健体、益寿延年,被称为长寿保健第一要穴。主治下肢病,消化系统病,头面、五官病,呼吸和心血管系统病,泌尿、生殖系统病,其他病如糖尿病、贫血、白细胞减少症、产后乳少、乳腺炎、久病气虚、体弱多病、疲劳综合征等。

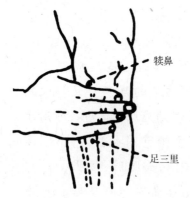

犊鼻

足三里

部位:小腿前外侧,外膝眼直下3寸,胫骨粗隆下、胫骨前嵴外旁开一横指处。

取穴技巧:可以用"一夫法"从外膝眼正中点向下测量;还可以用本人的手掌按在膝关节髌骨上,食指紧靠在小腿胫骨前嵴外侧上,中指尖处即为穴位。

养生按摩法:点压、按揉。用于治病时每日2次,保健时每日1次,每次3～5分钟,使穴位处感觉酸胀、发热为宜。配合艾灸,效果更好!

❋ 丰隆穴——化痰一穴灵

"丰"为满,"隆"为盛,足阳明胃经气血丰盛,至此穴丰溢而别走太阴(穴属其络穴),该处肌肉丰满隆盛,故名。另外,丰隆为雷神名,雷起而云消,比喻本穴有降逆化痰之效。丰隆被称为"化痰穴",作用不言而喻。

部位:小腿前外侧,外膝眼与外踝连线中点,外踝尖上8寸,胫骨前嵴外开约二横指。

养生按摩法:因为穴位处肌肉丰厚,所以点揉时需用重力至有酸痛感,用指关节或按摩棒更好。每日2次,每次1～3分钟。病变时,穴位敏感度会大大增强,选准最敏感的位置即可。

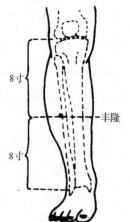

8寸

丰隆

8寸

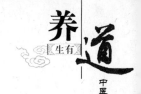
足太阴脾经——荣养全身，统领血液

足太阴脾经，简称脾经。中医所说的"脾"与西医所说的"脾"有所区别，相同点是它们都有统血（贮存血液）和升清阳（提高免疫力）的功能，而中医所说的"脾"还负责运化，将胃肠消化吸收的水谷精微和津液转输到全身各脏腑，供应人体生理活动的需要，这是整个饮食物代谢过程的关键环节。脾气旺盛则运化有序，脾气虚弱则运化失常，导致面色萎黄、形体消瘦。脾还有统血的功能，《本草纲目》中所说"故曰气者血之帅也。气升则升，气降则降；气热则行，气寒则凝"，这里的气主要就是指脾气，脾气不足则会导致各种出血病症。脾喜燥恶湿，以升为顺，与胃一样是人的"后天之本"，气血之源。

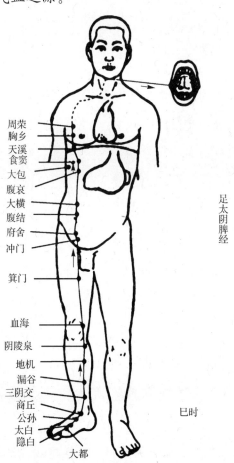

周荣
胸乡
天溪
食窦
大包
腹哀
大横
腹结
府舍
冲门

箕门

血海
阴陵泉
地机
漏谷
三阴交
商丘
公孙
太白
隐白

大都

足太阴脾经

巳时

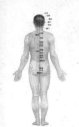

【分布及循行路线】

足太阴脾经与足阳明胃经相表里,主要分布于大趾内侧端至下肢内侧面中间转至前面、胸腹部。起于大趾内侧端(隐白),经足内侧赤白肉际,至内踝前(商丘),沿小腿内侧正中上行,在踝上8寸交足厥阴之前,过膝(阴陵泉),循大腿内侧前缘上行,入腹,贯通任脉,属脾、络胃、贯膈,经咽喉,系于舌本。体表主干经腹部(距任脉4寸)、胸部(距任脉6寸),散于胁下(大包)。支脉从胃分出,贯膈,注心中,与手少阴心经相交。

【联系脏腑】

脾,胃,心。

【病变表现】

嗳气,呕吐,胃痛,腹胀,便溏,黄疸,身重无力,舌根强痛,下肢、膝内侧肿胀、厥冷。

【预防与主治疾病】

主治脾胃病、妇科病、前阴病以及经脉循行部位的其他病症。

【养生最佳时间】

脾经多气多血,又以巳时(9～11点)气血最盛。

小贴士

将一只脚的脚踝压在另一条大腿上,手握空拳,用掌指关节端由上至下沿行经路线拍打,用力适中,对于大腿部位的脾经拍打时可稍用力。在养生最佳时拍打效果最好,每侧敲打10分钟。如果拍打的过程中发现痛点,表明脾经上有堵塞的地方,可以用点按的方法对其进行按揉,将淤堵的穴位打通,从而保证脾经的气血通畅。

【主要养生穴位】

✳ 三阴交穴——妇科首选

三阴交,顾名思义,为足三阴经(脾经、肝经、肾经)交会之处,凡是治疗妇科疾病,必选本穴。其双向调节作用,能根据个人不同体质,产生不

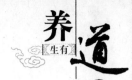

同的良性作用。可以健脾和胃、滋养肝肾、调理膀胱、调经止带、活血止痒。主治除了妇科病症之外，还可用于消化系统病，泌尿、生殖系统病，皮肤病、神志病、下肢病、心悸、失眠、高血压、糖尿病等多种病症。

部位：内踝尖上3寸，胫骨内侧面后缘。

取穴技巧：内踝高点处用"一夫法"上量，胫骨后凹陷处即是。

三阴交

养生按摩法：按压即可。每日1～2次，每次3～5分钟。配合艾灸，效果更好。需要注意的是，三阴交与合谷一样，有刺激子宫收缩的作用，所以孕妇禁用。

❋ 阴陵泉穴——利水祛湿

阴陵泉穴为本经合穴，属水，所以是人体祛湿要穴。脾主运化，其中也包括运送水湿之气，水湿过多则容易成痰，坚持按揉阴陵泉，必能健脾利湿、祛痰通络。主治腹胀、泄泻、水肿、黄疸、小便不利、小便失禁和膝关节痛等病症。

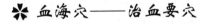
阴陵泉

部位：胫骨内侧髁下方凹陷处。

取穴技巧：拇指从内踝沿胫骨向上推，至膝关节内下方被高骨阻挡处。

养生按摩法：按压即可，力量稍大。每日1～2次，每次3～5分钟。

❋ 血海穴——治血要穴

顾名思义，血海穴犹如血液汇聚之海，对一切与血液有关的病症都有效果，可以调整气血，清热利湿。主治妇科病，血热型皮肤病如湿疹、隐疹、丹毒等病症。

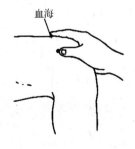
血海

部位：屈膝，髌骨内上缘上2寸，当股四头肌内侧头的隆起处。

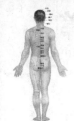

取穴技巧：患者正坐屈膝，医生面对病人，手掌按在病人膝盖骨上（左手按右膝，右手按左膝），掌心对膝盖骨顶端，四指向上伸直，拇指向内侧与食指成 45°角，拇指尖下即为本穴。

养生按摩法：按压即可。每日 1～2 次，每次 3～5 分钟。

手少阴心经——一身之主，神明之府

手少阴心经，简称心经。心主宰着人体的整个生命活动，《灵枢·邪客》称心为"五脏六腑之大主"，《素问·灵兰秘典论》中也认为"心者，君主之官也，神明出焉"。心的主要生理功能是主血脉，藏神。人体各部组织器官要维持正常生理功能，都离不开心脏的血液供应，否则的话势必会影响甚至丧失生理功能。心藏神，指的是整个人体生命活动的总体现，人体的脏腑、经络、形体、官窍，各有不同的生理功能，但它们都必须在心神的主宰和调节下，才能分工协作，共同完成人体的整个生命活动，心神通过控制协调各脏腑之气而达到调控各脏腑功能的作用。

【分布及循行路线】

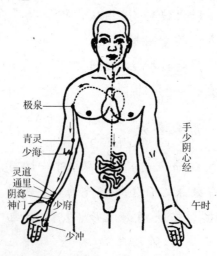

手少阴心经与手太阳小肠经相表里，主要分布于腋下、上肢内侧面后缘至小指桡侧端。经脉起于心中，走出后属心系，分为 3 支，一支向下穿过膈肌，络小肠；一支沿食管上行，贯穿面颊，联络目系；一支上行至

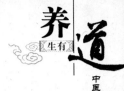
肺,横出腋窝(极泉),沿上肢内侧后缘下行,过肘(少海),达腕(神门),经四、五掌骨之间(少府),终于小指桡侧端(少冲),与手太阳小肠经相交。

【联系脏腑】

心,小肠,肺。

【病变表现】

心痛,心悸,心胸烦闷,胁痛,失眠,盗汗,咽干,口渴,目黄,上肢内侧疼痛或麻木,手心热。

【预防与主治疾病】

主治心、胸、神志病及经脉循行部位的其他病症。

【养生最佳时间】

心经多血少气,在午时(11~13点)最为活跃。

小贴士

右手从左臂外绕到左臂外上侧,半握左臂,沿心经路线自上到下捻压;随着右手位置的移动,左手逐渐向下、向身体前移动,直到右手握到左手手腕(神门穴)穴位处点压。交换手臂,同样姿势手法操作。重复操作4次,时间约5分钟。午时按摩心经效果最好,可以缓解紧张情绪,保持心情平静。

【主要养生穴位】

❋ 少海穴——巧治精神疾病

"少"即少阴,"海"为百川之汇,为本经合穴,脉气所汇集之处,犹如水流入海,故名。能通经活络、宽胸理气、宁心安神。主治心血管病如心痛、心悸,神志病如头痛、失眠、健忘、癫、狂、痫证,头面、五官病如头痛、牙痛、眩晕,颈项强痛,臂麻手颤,腋胁疼痛,疔疮,颈淋巴结核。

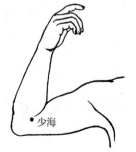

少海

部位:屈肘,肘横纹内侧端与肱骨内上髁连线的中点处。

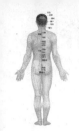
取穴技巧:尽量屈肘,肘横纹内侧纹头端凹陷处即是。

养生按摩法:按压即可。每日2次,每次2分钟。治疗颈椎病压迫神经导致的前臂麻木时,需进行弹拨,先正常点按,然后保持手指力量向旁边拨动,一般会有酸麻的感觉沿手臂传导到手指。

✽ 通里穴——降火利肠,宁神调血

"通"指通路,"里"指内面,为本经络穴,别络通向手太阳小肠经,经气由此可通达表里二经,其支脉别而上行,沿本经循行心中入里,故名。用于通调血脉、镇静宁神、平降心火、清利小肠、沟通心肾。主治心血管病如胸闷、心烦、心悸、怔忡、心律失常、心痛,神志病如失眠、精神失常、痴呆,头面、五官病如头晕目眩、目赤肿痛、口舌生疮、咽喉肿痛、暴喑、舌强不语,肢体病如腕臂疼痛、手指挛痛、不能持物,泌尿系统病如小便不利、尿赤、尿道涩痛。

部位:掌面腕横纹尺侧上1寸,尺侧腕屈肌腱的桡侧缘。

养生按摩法:按压即可。每日2次,每次2分钟。

✽ 阴郄穴——急性出血的克星

"郄",有孔窍、空隙的意思,是气血聚会的空隙,为本经郄穴,故名。用于宽胸理气、宁心镇痛、凉血安神、止血止汗。主治心血管病如心痛、胸闷、心悸、惊恐、心律失常、心绞痛,头面、五官病如头痛、目眩、鼻出血、咽喉肿痛、暴喑,骨蒸,自汗,盗汗,吐血,尿血,腕臂内后缘疼痛、麻木,小指挛痛。是治疗吐血的特效穴,常按此穴还可以预防脑出血。

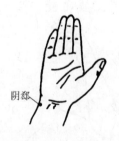

部位:掌面腕横纹上0.5寸,尺侧腕屈肌腱的桡侧缘。

养生按摩法:按压即可。每日2次,每次2分钟。

✲ 神门穴——提神醒脑，开窍益智

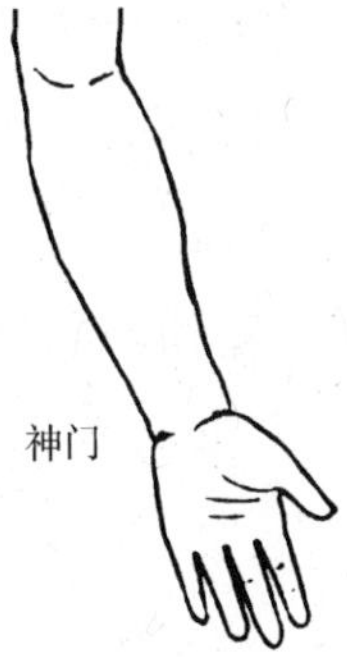

“神”指心神，“门”指出入之处，为本经原穴、输穴，犹如心神出入之门户，故名。有通心脉、调神志、养心安神的作用。主治心痛、心慌、高血压、神经衰弱、失眠、健忘、精神失常、晕车。

部位：掌面腕横纹尺侧端，尺侧腕屈肌腱桡侧缘。

养生按摩法：按揉即可，力量稍轻。每日 2 次，每次 3 分钟。

手太阳小肠经——分清别浊，保障吸收

手太阳小肠经，简称小肠经。小肠的主要生理功能是“受盛化物”和“分清别浊”，接受并暂时贮存经过胃初步消化的水谷，再进一步消化，吸收其精微，下传其糟粕。小肠的“受盛化物”功能失调，则直接影响消化，出现腹胀、腹泻、便溏等症状。而“分清别浊”是指小肠中的食糜在消化过程中，分为清浊两部分，清者即水谷精微和津液，由小肠吸收，经脾气的转输作用输布全身；浊者即食物残渣和多余水液，经胃和小肠之气传送到大肠，正如《类经・藏象类》中所说“小肠居胃之下，受盛胃中水谷而分清浊，水液由此而渗于前，糟粕由此而归于后，脾气化而上升，小肠化而下降，故曰化物出焉”。由于小肠是参与人体水液代谢的重要脏器，所以又“小肠主液”之说，临床治疗泄泻时常据此采用“利小便所以实大便”的方法。

【分布及循行路线】

手太阳小肠经与手少阴心经相表里，主要分布于小指尺侧端至上肢外侧面后缘、肩胛、颈、耳前。经脉起于小指尺侧端（少泽），经指掌赤白肉际，达腕（阳谷），沿上肢外侧后缘，过肘（小海），绕行肩胛（天宗），会于大椎，转入缺盆，一支入胸中，络心、贯膈、属小肠；一支经颈侧（距任脉 3.5 寸）上行，贯面颊（颧髎）转入耳前（听宫）。其支脉从颧髎分出，经鼻旁至目内眦（睛明），与足太阳膀胱经相交。

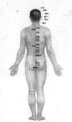
【联系脏腑】

小肠,心,胃。

【病变表现】

耳聋,目黄,咽喉痛,面颊肿,少腹胀痛,尿频,颈、颔、肩胛、上肢外侧后缘痛。

【预防与主治疾病】

主治头面五官病、热病、神志病及经脉循行部位的其他病症。

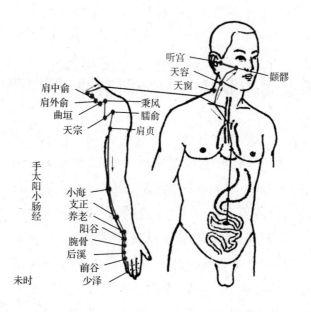

【养生最佳时间】

小肠经多血少气,在未时(13~15点)气血最盛。

小贴士

养生按摩小肠经,就是按摩小肠经上的穴位。梳理小肠经最好在未时小肠经最旺时开始,能起到补气养血的作用。

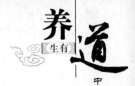

【主要养生穴位】

✳ 后溪穴——扭伤疼痛不用急

"后",指第5指掌关节后方;"溪",含沟、渠之意。握拳时,指掌关节后纹头形似沟溪,故此得名。后溪为本经输穴,也是八脉交会穴,与督脉相通,能祛风清热、通经活络、疏调督脉、镇痛宁神,属全身要穴之一。主治头项强痛、腰背痛、手指及肘臂痉挛、目赤、耳聋、咽喉肿痛、癫狂痫、疟疾等病症,对急性腰扭伤、落枕、颈椎病更有特效。

部位:握拳,小指本节(第5掌指关节)后的掌横纹头赤白肉际处。

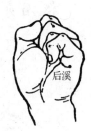

养生按摩法:按压即可,急性疼痛时用指关节重力按压。每日2次,每次3～5分钟。

✳ 养老穴——穴如其名

顾名思义,本穴为老年强身保健穴位,有养肝明目、舒筋活络之功,主治目视不明、头面痛、肩背痛、肘臂酸痛、腰痛、项强等病症。

部位:腕背横纹上方,尺骨小头桡侧端凹陷处。

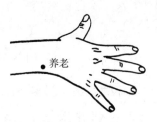

取穴技巧:屈肘,掌心向胸,在尺骨小头的桡侧缘,于尺骨小头最高点水平的骨缝中;或者掌心向下,另一手指按在尺骨小头的最高点,然后掌心转向胸部,手指滑入的骨缝中即是。

养生按摩法:按压即可。每日2次,每次3～5分钟。

✳ 小海穴——妙解疼痛麻木

"小",小肠经;"海",汇合处。为本经经气所入之合穴,犹如江河之水入海,故名。位于肘关节外侧,通常所说的麻筋就在此处经过,弹敲该处有电麻感直达小指。能够通经活络、清头明目、安神定志。主治肘关

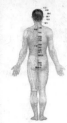

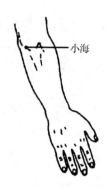

节及其周围软组织病、上肢麻木疼痛（尤其是小指麻木）、癫痫。

部位：微屈肘，肘内侧尺骨鹰嘴与肱骨内上髁之间凹陷处。

养生按摩法：按压即可，治疗颈椎病压迫神经所致的小指麻木时，应加上弹拨（具体方法可见手少阴心经少海穴）。每日2次，每次3～5分钟。

✿ 肩贞穴——专治肩周炎

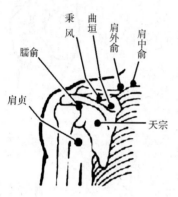

常用于通经活络，散结止痛，是治疗肩周炎的必选穴，还可主治耳鸣、耳聋等病症。

部位：肩关节后下方，双臂自然下垂，腋后纹头上1寸。

取穴技巧：另一手从前面经过，掌跟放在肩关节正上方，中指尖下即是。

养生按摩法：按压即可。每日2次，每次3～5分钟。

✿ 天宗穴——"电脑病"的克星

"天"，指上部；"宗"者本也（中心之意）。穴位在肩胛冈中央，故名。治能通经活络，长时间的伏案工作或电脑操作，会让人感觉身体发困，颈肩部僵硬、发紧，也就是现在所谓的"电脑病"，这时候按揉天宗穴会产生强烈的酸胀感，可以使整个肩部的肌肉得到放松，再配合适当的上肢运动，会收到意想不到的良好效果。主治肩胛疼痛、肩背部损伤、目赤肿痛、乳腺炎、气喘等病症。

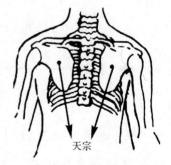

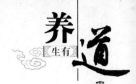

部位：肩胛骨冈下窝中央凹陷处。

取穴技巧：肩胛冈下缘与肩胛下角之间的上 1/3 处，与第 4 胸椎相平。

养生按摩法：按压即可。每日 2 次，每次 3～5 分钟。治疗乳腺炎时需要注意应遵循"右病取左，左病取右"的原则。

✿ 听宫穴——耳聪牙不痛

"听"，指听力；"宫"，五音之首，又指重要之处。穴位在耳屏前方，是主治耳鸣、耳聋，恢复听力的要穴，故名。有开窍聪耳、安神活络的效果。主治耳鸣、耳聋、中耳炎、齿痛、颞颌关节紊乱（俗称"掉下巴"）、癫狂痫。

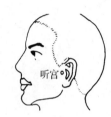

听宫

部位：耳屏前，下颌骨髁状突后方，张口时呈凹陷处。

养生按摩法：点按（一压一放）即可。每日可以多次，每次 3～5 分钟。

足太阳膀胱经——人体水库，一身之表

足太阳膀胱经简称膀胱经。膀胱是贮存和排泄尿液的器官，中医学对膀胱的认识则更加广泛，《素问·灵兰秘典论》中指出"膀胱者，州都之官，津液藏焉，气化则能出矣"，"州都"指古代远离京城的地方，说明了膀胱在躯体的位置，而人体的所有水液均汇聚于膀胱，成为全身唯一一个专门用来贮存水液的器官。人体的津液通过肺、脾、肾等脏的共同作用，布散全身，滋养濡润机体，代谢后的浊液（废水）下归于肾，经肾气的蒸化作用，升清降浊：清者回流体内重新参与水液代谢，浊者下输于膀胱，变成尿液由膀胱贮存。再由肾气和膀胱之气的激发和固摄作用调节，使得膀胱开合有度，尿液可以及时地排出体外。所以说，膀胱的贮尿和排尿功能，依赖于肾气与膀胱之气的升降协调，肾气主升，激发尿液的形成并控制其排泄，膀胱之气通降，推动膀胱收缩而排尿。膀胱作用失常，则开

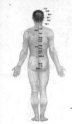

合失权,如《素问·宣明五气》所说:"膀胱不利为癃,不约为遗尿"。

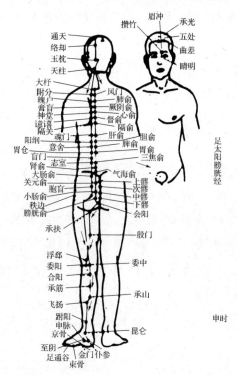

【分布及循行路线】

足太阳膀胱经与足少阴肾经相表里。主要分布于目内眦、头顶、项后、背腰、骶、下肢外侧面后缘至小趾外侧端。经脉起于目内眦(睛明),沿前额上行,循行至头顶,从百会入络脑,分支至耳上角;主干从头顶下至枕部,交大椎,循行于脊柱两侧(距脊柱1.5寸),入内属膀胱络肾,向下贯臀至腘窝(委中),枕部分支循行于背腰部主干经线外侧(距脊柱3寸),至腘窝与主干汇合后循行于小腿外侧面后缘,过外踝,止于小趾外侧端(至阴),与足少阴肾经相交。

【联系脏腑】

膀胱,肾。

【病变表现】

小便不通(癃闭),遗尿,癫狂,目痛,迎风流泪,鼻塞流涕,鼻出血,头痛,项、背、腰、臀部及下肢后疼痛。

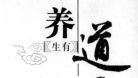

【预防与主治疾病】

主治头面五官病，项、背、腰、下肢病，神志病，泌尿生殖系统病以及经脉循行部位的其他病症。背部两条侧线的背俞穴主治相应的脏腑病症和有关的组织器官病症。

【养生最佳时间】

膀胱经多血少气，在申时(15～17点)气血最盛。

小贴士

膀胱经在后背部，通常自己无法拍到，可以坐在床上，腿收起来，自己拍打大腿后侧，反复拍打3～5分钟。对因为看电视、坐办公室、开车、打麻将等久坐的人，这一段要好好拍打。拍打背部时，以脊柱为中线，从上往下，重点拍打其左右两侧，每次10分钟，拍打的时候要稍微用力一点，要让背部感受到充分的拍击力量。每天下午申时拍打最宜，此时膀胱经当令。

【主要养生穴位】

✳ 睛明穴——就是要眼睛明亮

"睛"，眼睛；明，明亮。穴位在眼区，主治目疾，有明目之功，故名。又名"目内眦"、"泪孔"、"泪空"。为本经与手太阳小肠经、足阳明胃经之会，能清热、祛风、明目。主治眼病如目赤肿痛、迎风流泪、内眦痒痛、目翳、目眩、目视不明、近视、夜盲、色盲、眼睑痉挛等，还可治疗青光眼头痛、呃逆、心动过速、急性腰扭伤、踝关节扭伤等病症。

攒竹
睛明

部位：目内眦稍上方凹陷处。

养生按摩法：点按即可。每日多次，每次1～2分钟。

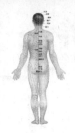

�֍ 攒竹穴——舒缓眼疾，解除头痛

"攒"指聚集；"竹"形似眉毛。位于眉头，是眉毛聚结之处，故名。有清热明目、镇静宁神、通络止痛之功。主治头面、眼部病如头痛、眉棱骨痛、面神经麻痹、目眩、目赤肿痛、迎风流泪、近视、夜盲、目翳、目视不明、眼睑眴动、眼睑下垂，其他病症如呃逆、腰痛、急性腰扭伤。

部位：眉头凹陷，眶上切迹处。

取穴技巧：目内眦直上眉头处即是。

养生按摩法：点按即可。每日多次，每次1～2分钟。

✖ 天柱穴——头颈的支柱

"天"，指上部、头部；"柱"，支柱。头在颈上，故名。能疏风解表、通经活络。主治后头痛、项强、眩晕、目赤肿痛、鼻塞、咽喉肿痛、落枕、肩背腰痛、癫狂痫。

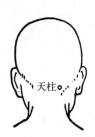

部位：后发际正中（哑门穴）旁开1.3寸，大筋（斜方肌）外缘凹陷中。

养生按摩法：双手交叉抱头，大拇指按揉即可。每日2次，每次3～5分钟。

✖ 风门穴——将风邪拒之门外

"风"指风邪；出入之处为"门"。膀胱经主一身之表，风邪易从此侵犯肺卫，故名。为本经与督脉之会。能祛风解表、止咳平喘，有预防感冒的效果。主治感冒、发热、头痛、项强、咳嗽、哮喘、胸背痛、各种热病，痹证，痈疽，荨麻疹。

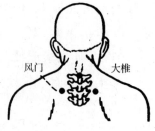

部位：背部，第2胸椎棘突下旁开1.5寸。

养生按摩法：按揉即可。每日2次，每次3～5分钟。

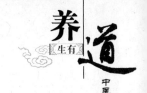

❉ 背俞穴组——背部巧按治脏腑

背俞穴组指的是背部脊柱旁两条侧线上的一组穴位,依次为肺俞(第 3 胸椎棘突下旁开 1.5 寸)、厥阴(心包)俞(第 4 胸椎棘突下旁开 1.5 寸)、心俞(第 5 胸椎棘突下旁开 1.5 寸)、督俞(第 6 胸椎棘突下旁开 1.5 寸)、膈俞(第 7 胸椎棘突下旁开 1.5 寸)、肝俞(第 9 胸椎棘突下旁开 1.5 寸)、胆俞(第 10 胸椎棘突下旁开 1.5 寸)、脾俞(第 11 胸椎棘突下旁开 1.5 寸)、胃俞(第 12 胸椎棘突下旁开 1.5 寸)、三焦俞(第 1 腰椎棘突下旁开 1.5 寸)、肾俞(第 2 腰椎棘突下旁开 1.5 寸)、气海俞(第 3 腰椎棘突下旁开 1.5 寸)、大肠俞(第 4 腰椎棘突下旁开 1.5 寸)、关元俞(第 5 腰椎棘突下旁开 1.5 寸)、小肠俞(骶正中嵴旁开 1.5 寸,平第 1 骶后孔)、膀胱俞(骶正中嵴旁开 1.5 寸,平第 2 骶后孔)、中膂俞(骶正中嵴旁开 1.5 寸,平第 3 骶后孔)、白环俞(骶正中嵴旁开 1.5 寸,平第 4 骶后孔)。这些穴位和脏腑本身的分布位置相对应,是脏腑器官在体表的反应点,对相应脏腑病症均有较好的疗效,且具有良好的保健作用。

部位:脊柱各椎体棘突下旁开 1.5 寸。

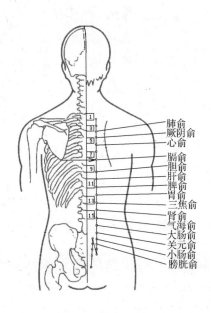

肺俞厥阴俞
心俞
膈俞督俞
胆俞肝俞脾俞胃俞
三焦俞
肾俞气海俞
大肠俞
关元俞
小肠俞
膀胱俞

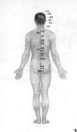

养生按摩法:按揉即可,也可进行穴位走罐或捏脊,效果更好。每日1次,每次每穴1～2分钟。

✿ 委中穴——腰背下肢的总管

"委"指弯屈;"中"指正中。穴位在腘横纹中央,委曲而取之,故名。又名"腘中""腿凹"。能舒筋活络、缓急镇痛、祛风止痒,《四总穴歌》中称为"腰背委中求",足以说明其重要性。主治腰背疼痛、下肢痿痹、坐骨神经痛、遗尿、小便不利、腹痛、吐泻、丹毒、湿疹、荨麻疹、皮肤瘙痒等病症。

委中

部位:在腘横纹中点,股二头肌肌腱与半腱肌肌腱的中间。

养生按摩法:点按即可,力量稍大,同时配合腿部屈伸。每日2次,每次3～5分钟。

✿ 膏肓穴——病入膏肓亦可治

古时称心包为"膏肓",穴在厥阴俞(心包之俞)旁,故名。又以病症年久、隐深难治,称为病入"膏肓",而本穴能治虚损重症,故名。能够补益气血、养阴清热。主治咳嗽、气喘、盗汗、肺结核、健忘、遗精、羸瘦、虚劳。

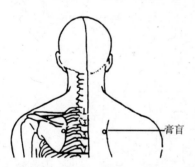

膏肓

部位:背部,第4胸椎棘突下旁开3寸。

养生按摩法:按揉即可。每日2次,每次3～5分钟。

✿ 承山穴——小腿疼痛不用急

"承"指承接;"山"指突起。穴位在腓肠肌两肌腹分开的下端凹陷处,形若山谷,故名。能舒筋活络、缓急止痛、理肠导滞。主治腓肠肌痉挛、腰脊疼痛、落枕、足跟痛、痔疮、便秘、腹泻、疝气、脱肛、脚气。

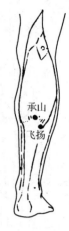

部位：小腿后面正中，腓肠肌两肌腹之间凹陷的顶端，委中与昆仑之间。

取穴技巧：伸直小腿或足跟上提时，在腓肠肌肌腹下部出现人字陷纹，在"人"字尖下取穴；如果腓肠肌肌腹下人字陷纹不明显，可在与外踝高点相平的足后跟处与委中连线的中点取穴。

养生按摩法：按揉即可，用力不宜过大，治疗腓肠肌痉挛（小腿抽筋）时用力宜从小至大，以免过度损伤；治疗痔疮时应配合提肛运动。每日2次，每次3～5分钟。

❋ 飞扬穴——告别腿疼，一路飞扬

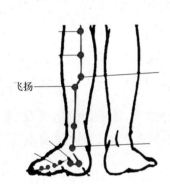

"飞扬"即"飘扬"之意，为本经络穴，别走足少阴肾经，故名。有舒筋通络、清利头目、调和气血之功。主治下肢肌肉挛急、腓肠肌痉挛、下肢酸软无力、瘫痪、坐骨神经痛、腰背疼痛、头项强痛、目眩、鼻塞、鼻出血、感冒发热、无汗、痔疮。

部位：小腿后外侧，外踝与跟腱连线中点（昆仑穴）直上7寸，承山穴外下方1寸处。

养生按摩法：按压即可，力量稍大。每日2次，每次3～5分钟。

❋ 昆仑穴——止痛降压我最灵

"昆仑"，山名。穴位在踝后、跟上，皆高起如山，故名。治能通经活络、理气止痛、镇痉宁神，且有很好的降压效果。主治头项强痛、目眩、鼻出血、腰骶疼痛、足跟肿痛、难产、癫痫、便秘、高血压。

部位：外踝尖与跟腱之间的凹陷处。

养生按摩法：按揉即可。每日2次，每次3～5分钟。

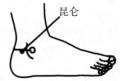

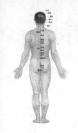

❋ 申脉穴——筋脉伸展，一身轻松

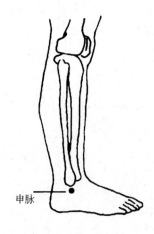

"申"同"伸"，含有舒展、矫健之意；"脉"，筋脉，又指阳跷脉。穴位通阳跷脉，主治足及下肢经脉拘急，能使血脉畅通，筋脉得伸，故名。有舒经通络、祛风止痛、镇惊宁神之功。主治踝关节扭伤、肿胀、疼痛、活动不利、后枕头痛、项背腰腿疼痛、下肢痉挛、麻木、软弱无力、瘫痪、肌肉萎缩、头痛、眩晕、口眼㖞斜、面肌㖞动、目赤肿痛、鼻出血、失眠、癫狂痫、足外翻。

部位：足外踝正下缘凹陷中。

养生按摩法：按揉即可。每日2次，每次3～5分钟。

❋ 至阴穴——胎位不正不难纠

"至"，到；"阴"，阴经经脉。经脉由此从本经下传足少阴肾经，阳尽阴至，故名。常用于泻热开窍、纠胎助产。主治高热、中暑、惊厥、神昏、头痛、目痛、鼻塞、鼻出血、胎位不正、难产、胞衣不下。对于胎位不正，本穴有特效。

部位：足小趾外侧趾甲角旁0.1寸。

取穴技巧：趾甲外缘画一竖线，基底部画一横线，二线交点处即是。

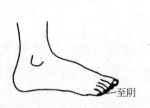

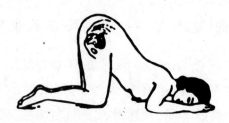

养生按摩法：按压即可。每日2次，每次3～5分钟。用于胎位不正时，孕妇应先排空小便，减少充盈的膀胱对子宫的干扰刺激，松开裤带，解除腹部的外在压力，坐位或仰卧位，由医生或家属用艾条先灸一侧至

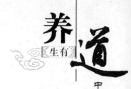

阴穴 15 分钟,再灸另一侧至阴穴 15 分钟(也可以双侧同时施灸 15 分钟),每日 2 次,结束后孕妇最好能做胸膝卧位(图)10～20 分钟,以增强和巩固效果,当胎位纠正之后,应以宽腹带固定腹部。

足少阴肾经——先天之本,强身之源

足少阴肾经简称肾经。肾的基本功能是藏精,主生殖、生长、发育,为"先天之本";主水液,与排尿功能有关,参与机体的水液代谢;主纳气,与肺的呼吸功能联系密切。《素问·上古天真论》中说:"肾者主水,受五脏六腑之精而藏之"。人体的生、长、壮、老、已都是伴随着肾的生长、充盈与衰老而进行的,肾的机能活跃,肾气充盈,则骨髓充盈,骨骼健壮,水液代谢正常,呼吸有序,人的生命也就源源不竭,反之则会出现身体乏力、精神倦怠、神经衰弱、记忆力减退等早衰现象,以及气短、气喘、腰膝酸软、小便异常、不孕不育等泌尿生殖系统的问题。

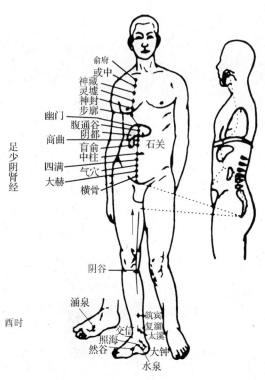

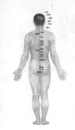
【分布及循行路线】

足少阴肾经与足太阳膀胱经相表里。主要分布于小趾下经足心至下肢内侧面后缘、胸腹部。经脉起于足小趾之下，斜走足心（涌泉），绕内踝后（太溪），别入跟中，并沿下肢内侧后缘上行，过膝（阴谷），入腹，贯通任、督二脉，属肾络膀胱。体表主干经腹部（任脉旁开0.5寸）、胸部（任脉旁开2寸），至锁骨下缘（俞府）。支脉由肾分出，经肝、贯膈、入肺，沿咽喉，系于舌本；又从肺分出一支流注胸中，络于心，与手厥阴心包经相交。

【联系脏腑】

肾，膀胱，肝，肺，心。是人体联系脏腑器官最多的经脉。

【病变表现】

遗尿，尿频，遗精，阳痿，月经不调，气喘，咯血，舌干，咽喉肿痛，水肿，腰痛，背、下肢内侧后缘痛，下肢无力，足心热。

【预防与主治疾病】

主治妇科病，前阴病，肾脏病，与肾有关的肺、心、肝、脑病以及经脉循行部位的其他病症。

【养生最佳时间】

肾经少血多气，在酉时（17～19点）气血最盛。

【主要养生穴位】

✿ 涌泉穴——人体第二保健要穴

本意指地下出水，穴位在足心，属本经井穴，为脉气所发，如水从井底涌出，故名。又名"足心"、"地冲"。为肾经第一要穴，在全身穴位作用中仅次于足三里，功用泻热开窍、回阳救逆、滋肾清心、降压止痛。主治足心热、足底痛、头顶痛、头晕、目眩、鼻出血、腮腺炎、口腔溃疡、口角流涎、舌根痛、咽喉疼痛、失音、昏迷、小儿惊风、癫痫、中暑、中风、癔症、咳嗽、哮喘、泄泻、高血压、身热、小便不利、便秘、乳腺炎。经常按摩穴位有助于睡眠，还可以补肾健脑，增强智力。

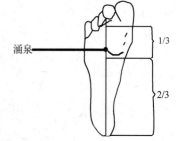

部位：足趾跖屈时在足底（去趾）前1/3处的凹陷中，约第二、三趾跖

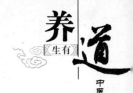

关节稍后处。

养生按摩法:按揉即可。每日多次,每次3~5分钟。家庭保健一般用搓法,每天早晚各搓200下为宜。

❋ 太溪穴——滋补肝肾,赶走失眠

"太"指盛、大;"溪",指山间的流水,山之谷通于溪,而溪通百川。寓意肾水出于涌泉穴,通过然骨,聚流成大溪,再由此注入经脉之海,故名,又名"内昆仑"(昆仑穴在外踝尖与跟腱之间的凹陷处,正好与之相对),为补肾要穴。作用补益肝肾、滋阴降火、温肾纳气、止咳平喘。主治内踝及足跟痛、下肢痿痹、下肢厥冷、腰脊痛、尿频、遗尿、小便不利、水肿、遗精、阳痿、月经不调、头痛、目眩、耳鸣、耳聋、肾虚牙痛、咽喉干燥、咽喉肿痛、失眠、健忘、心烦、善怒易惊、肾虚咳喘、五更泄、脱发、糖尿病。

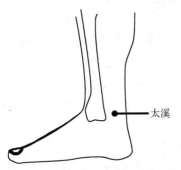

太溪

部位:内踝尖与跟腱之间的凹陷处。

养生按摩法:按揉即可。每日2次,每次3~5分钟。

小贴士

从两大腿内侧(中心线偏后)根部开始,按自上而下的顺序慢慢指压至足心处,再反向压回大腿根部,如此反复。每天1~2次,每次压2~3分钟。指压时要稍用些力量,操作者可以自己感觉力度足够并且不会造成伤害即可。

❋ 照海穴——滋阴降火,让你睡得更香

"照",乃光明所及;"海",为百川所归之处。穴位在内踝下,为本经脉气所归、阴跷脉所生之处,脉气明显,阔如大海,故名。治能通经活络、

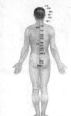
调理肝肾、镇惊宁神、滋阴降火。主治踝关节病、足跟痛、下肢痿痹、小便频数、淋沥不尽、癃闭、月经不调、痛经、带下、阴挺、阴痒、产后恶露不下、产后腹痛、子宫脱垂、目赤肿痛、咽喉干痛、声音嘶哑或失音、喉肌或声带麻痹、咽神经症(梅核气)、虚火牙痛、不寐或嗜睡、精神恍惚、忧郁、梦游、癫痫、咳嗽、气喘、咯血、高血压、梅尼埃病。

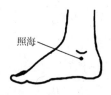

部位：足内踝尖下方凹陷处。

取穴技巧：两足底相对状态下，内踝下凹陷处即是。

养生按摩法：按揉即可。每日2次，每次3～5分钟。

✿ 复溜穴——让多余的水液悄然溜走

"复"，返还之意；"溜"，同"流"，水流细小之象。肾经脉气从太溪并非直上而是下行大钟、水泉，绕至照海，复从太溪上行溜于本穴，即从本穴复返而溜行，故名。功用补肾益阴、利水消肿、调和营卫，对水液代谢失常导致的疾病有很好的疗效。主治腰脊强痛、下肢痿痹、小便不利、淋证、水肿、泄泻、腹胀、肠鸣、自汗、盗汗、热病汗不出。

部位：小腿内侧，太溪穴直上2寸，跟腱前方。

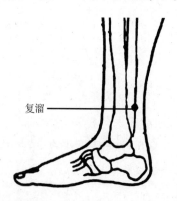

养生按摩法：按揉即可。每日2次，每次3～5分钟。

✿ 阴谷穴——护肾调经、利湿止痛

内侧为"阴"；凹陷为"谷"。穴位在膝关节腘窝阴面，半腱肌与半膜

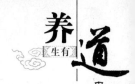

肌之间凹陷处,深陷如谷,故名。属本经合穴,能通经活络、清利下焦。主治股内侧痛、膝关节痛、伸屈不利、淋证、小便不利、阴中痛、阳痿、月经不调、功能性子宫出血、带下、外阴瘙痒、阴囊湿疹、疝气、癫狂。

部位:腘窝内侧,半腱肌腱与半膜肌腱之间。

取穴技巧:屈膝,腘横纹内侧最前端凹陷处即是。

养生按摩法:按揉即可。每日2次,每次3～5分钟。

手厥阴心包经——代心行事,替心受邪

手厥阴心包经简称心包经。心包也称心包络,是围护于心脏外面的包膜,主要对心脏起保护、营养作用。中医认为,心为人身之君主,不得受邪,若外邪侵心,则心包络当先受病,有"代心受邪"之功用,正如《灵枢·邪客》所说:"心者,五脏六腑之大主也,精神之所舍也。其脏坚固,邪弗能容也。容之则心伤,心伤则神去,神去则死矣。故诸邪之在于心者,皆在于心之包络,包络者,心之主脉也"。心包在生理上代心行事,也主血脉和神志,具有协调心脏功能的作用,所以,要治心脏疾病,从心包入手方为正法。

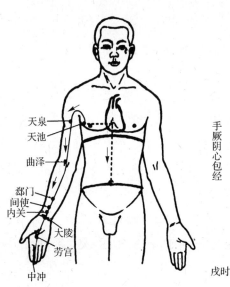

天泉
天池
曲泽
郄门
间使
内关
大陵
劳宫
中冲

手厥阴心包经

戌时

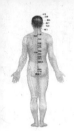

【分布及循行路线】

手厥阴心包经与手少阳三焦经相表里。主要分布于乳旁、上肢内侧面中间至中指桡侧端。经脉起于胸中,属心包,从胸至腹依次联络上、中、下三焦。主干从心包横出乳旁(天池),至肩前腋上,沿上肢内侧正中下行,过肘(曲泽),达腕(大陵),入掌中(劳宫),止于中指端(中冲)。支脉从掌心劳宫分出,至无名指外侧端与手少阳三焦经相交。

【联系脏腑】

心包,三焦。

【病变表现】

心痛,心悸,心烦,胸闷,面赤,目黄,腋下肿,癫狂,上肢拘急,手心热。

【预防与主治疾病】

主治心、心包、胸、胃、神志病以及经脉循行部位的其他病症。

【养生最佳时间】

心包经多血少气,在戌时(19～21点)气血最盛。

【主要养生穴位】

✺ 曲泽穴——清热泻火理肠胃

"曲",弯曲;"泽",水之归所,较"池"浅而广。穴位属本经合穴,位于肘弯处,形似浅池,微曲故名。能清心泻火、调理肠胃、理气除烦。主治肘臂挛痛、上肢颤动、胸痛、胸闷、心悸、心烦、心痛、胃痛、急性吐泻、中暑、热病、烦躁、气逆。

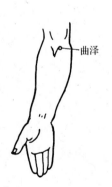

部位:肘横纹中,肱二头肌腱的尺侧缘。

养生按摩法:按压即可。每日2次,每次3～5分钟。

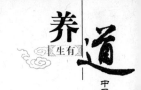

✿ 内关穴——心脏保健要穴

"内"指内脏;"关"乃关口、要道。穴位属本经络穴、八脉交会穴,通阴维脉,主一身之里,为治内脏疾病要穴,故名。能调理血脉、宽胸和胃、养心安神、调理胃肠。主治肘臂挛痛、胸痛、胸闷、心痛、心悸、气短、心绞痛、心律不齐、高血压或低血压、动脉硬化、高血脂、中风、神经衰弱、失

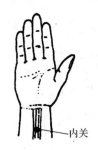

眠、多梦、癫狂痫、癔症、晕厥、神昏、胃痛、呕吐、呃逆、腹胀、急腹症、咳嗽、哮喘、气短、咽喉疼痛、口舌生疮、舌强不语、舌缓不收、偏头痛、落枕、急性腰扭伤、中暑、疟疾、热病汗不出、急性乳腺炎、荨麻疹。

部位:前臂内侧,掌面腕横纹中点上2寸,掌长肌腱与桡侧腕屈肌腱之间。

取穴技巧:手掌朝上,手腕上抬,腕横纹上2寸两筋之间即是。

养生按摩法:拇指顺经掐按即可。每日2次,每次3~5分钟。

小贴士

拍心包经先要掐住腋窝下的极泉穴,极泉穴为心经上的穴位,在这里多弹拨几下,同时用空拳沿着手臂的中线慢慢地拍下来,对缓解心经郁滞等多种疾病很有好处。日常生活中,每天晚上没事儿时,就可以拍心包经,特别是患有失眠症的人,这样做既是养生保健,还是消除失眠的好方法。

✿ 大陵穴——降火护心通血脉

"大",高的意思;"陵",高耸处。穴位在掌后两筋间凹陷中,腕骨(月状骨)隆起如大丘陵之状,故名。又名"太陵"、"心主"。属本经原穴、输穴。能清心降火、通调血脉、宽胸理气、和胃止痛。主治腕关节痛、肘臂挛急、掌心热、胸胁胀痛、胸闷、气短、心痛、心悸、癫狂痫、皮肤湿疹、荨麻疹、疥癣、疮疡、胃痛、呕吐、口臭、咽喉肿痛、中暑、身热汗不出。

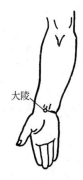

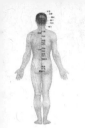
部位:掌面腕横纹中点,掌长肌腱与桡侧腕屈肌腱之间。

养生按摩法:按压即可。每日2次,每次3~5分钟。

✾ 劳宫穴——清火静心除口臭

"劳",劳作;"宫",要所、中央。手为操劳之要所,穴位在掌中,手握拳屈指时,中指尖所点之处是穴,故名,又名"掌中"。属本经荥穴。能清

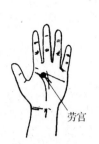

劳宫

心安神、消肿止痒。主治掌心热、多汗、手指麻木、鹅掌风、心痛、烦闷、癫狂痫、癔症、小儿惊厥、昏迷、中风、胃痛、呕吐、鼻出血、口疮、口臭、中暑、身热。

部位:掌心横纹中,第2、3掌骨之间偏于第3掌骨。

取穴技巧:握拳屈指,中指尖处即是。

养生按摩法:按压即可。每日2次,每次3~5分钟。

✾ 中冲穴——醒脑开窍要穴

"中",中指;"冲",冲动。穴位在中指端,属本经井穴,经气由此涌出,沿经脉上行,故名。能泻热开窍、通络止痛。主治指端红肿、疼痛、麻木、心痛、心悸、心烦、昏迷、中风、小儿惊风、夜啼、头痛、睑腺炎、耳鸣、突发性聋、舌强肿痛、高热、中暑、吐泻、脘腹痛。

部位:中指顶端中央,距指甲游离缘约0.1寸。

养生按摩法:按压或指甲掐按即可,因疼痛较强,儿童以按压为主。每日2次,每次3~5分钟。

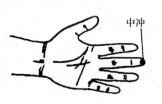

中冲

手少阳三焦经——头脑卫士,护佑全身

手少阳三焦经简称三焦经。三焦的基本功能是主持诸气,司一身之气化,疏调水道,参与机体水液代谢,《素问·灵兰秘典论》指出:"三焦者,决渎之官,水道出焉。"上焦(心、肺两脏以及头面部)主宣发、敷布;中

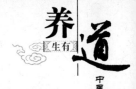

焦（膈以下、脐以上的上腹部）主受纳、运化；下焦（脐以下的下腹部以及下肢）主分清别浊。全身水液的输布和排泄，是由肺、脾、肾等脏器的协同作用而完成的，但必须以三焦作为通道，才能升降出入运行。三焦不利，则如《类经·藏象类》所说："上焦不治则水泛高原，中焦不治则水留中脘，下焦不治则水乱二便。三焦气治，则脉络通而水道利。"

【分布及循行路线】

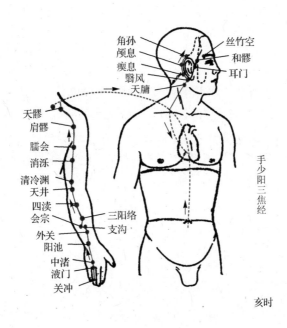

手少阳三焦经

亥时

手少阳三焦经与手厥阴心包经相表里。主要分布于无名指尺侧端至上肢外侧面中间、肩上、颈、耳后、眉梢。经脉起于无名指外侧端（关冲），经手背四、五掌骨之间（中渚），达腕（阳池），沿上肢外侧正中，过肘（天井），抵肩（肩髎）会于大椎，转入缺盆，一支入胸中，络心包，从胸至腹属于三焦；一支经颈侧上行，绕耳后（翳风），下耳前（耳门），至眉梢（丝竹空），与足少阳胆经相交。

【联系脏腑】

三焦，心包。

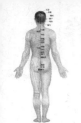

【病变表现】

腹胀,水肿,遗尿,小便不利,耳聋,耳鸣,目外眦痛,颊肿,咽喉肿痛,耳后、肩、上肢外侧痛。

【预防与主治疾病】

主治头面五官病、胸胁病、热病以及经脉循行部位的其他病症。

【养生最佳时间】

三焦经少血多气,在亥时(21～23 点)气血最盛。

小贴士

每天晚上在三焦经气血最旺的时候——亥时(21～23 点),坐着或是站着,右胳膊伸向左侧,右手正好在左侧腰部上下,然后用左手手掌从右肩膀开始,沿着胳膊的外侧三焦经的行走线路往下拍打,直到手腕。动作快慢适度,一下一下,略微用力,以振动里面的经络,每次 8 分钟左右。拍完之后,再用食指按揉手腕背面,腕横纹中点小窝里的阳池穴 3 分钟。右侧的经络疏导完毕,然后换手,用同样的方法疏导左侧的三焦经。

【主要养生穴位】

❋ 中渚穴——降糖止痛护头面

"渚",水中小洲也。穴位属本经输穴,脉气从液门上行两骨之间,若江中有渚,故名。能通经活络、清利头目。主治手指及指掌关节红肿、疼痛、麻木、屈伸不利、肩背肘臂疼痛、落枕、头痛、目赤、目痛、耳鸣、耳聋、咽喉肿痛、热病、疟疾、糖尿病。

部位:手背,第 4,5 掌骨之间,指掌关节后方凹陷处。

养生按摩法:按压即可。每日 2 次,每次 3～5 分钟。

中渚

❋ 阳池穴——调理肠胃祛疼痛

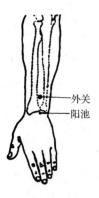

外关
阳池

"阳",阳面、阳经;"池",凹陷蓄水处。三焦经为阳经,主水,故名。为本经原穴。能通经活络、调理三焦。主治腕关节疼痛、扭伤、肘臂肩疼痛、腹泻、消化不良、便秘、小儿疳积、遗尿、小便不利、水肿、糖尿病、偏头痛、目赤肿痛、耳聋、咽喉肿痛。

部位:腕背横纹中,第4掌骨向上至腕关节横纹处,指总伸肌腱与小指伸肌腱之间的凹陷中(手指背屈时指总伸肌腱较为明显)。

养生按摩法:按压即可。每日2次,每次3～5分钟。

❋ 外关穴——体表卫士

"外",即体表;"关",指关口、要道。与内关相对,为本经络穴、八脉交会穴,通于阳维脉,主一身之表,故名。能通经活络、清热解表、聪耳明目。主治腕关节疼痛、手指疼痛、麻木、肘臂屈伸不利、上肢痿痹、肩周炎、落枕、偏头痛、面神经麻痹、腮腺炎、目赤肿痛、耳鸣、耳聋、咽喉肿痛、感冒、热病、腹胀、胸胁疼痛、急性腰扭伤、外感发热、腹痛、便秘、惊风、中暑。

部位:前臂外侧,腕背横纹中点上2寸,尺骨与桡骨之间。

养生按摩法:按压即可,还可与内关穴同时按压,达到透穴治疗增强疗效。每日2次,每次3～5分钟。

❋ 肩髎穴——肩周炎必治

"肩",肩部;"髎",骨节空隙。穴位在肩部骨空隙,故名。能通经活络。主治臂痛、肩周炎。

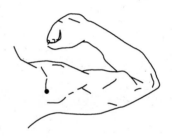

部位:肩部,肩髃穴后1寸。

取穴技巧:上臂外展平举时,肩峰可呈现

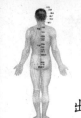

出两个凹陷窝,前一个是肩髃穴,后一个凹窝即是本穴。

养生按摩法:按压即可。每日2次,每次3～5分钟。

❈ 翳风穴——头面部的屏障

"翳",指遮蔽;"风",为风邪。穴位在耳后凹陷处,耳垂又似屏障可以遮掩,故名。为手少阳三焦经与足少阳胆经之交会穴。能通经活络、消肿止痛、清利头目。主治偏头痛、面神经麻痹、腮腺炎、下颌关节炎、中耳炎、耳鸣、耳聋、耳中痛、耳中湿痒、目翳、视物不明、咽喉肿痛、牙痛、牙关不利、呃逆。

部位:耳垂后方,乳突与下颌角之间的凹陷中。

取穴技巧:将耳垂贴于头部,平耳垂的下缘,乳突前下方的凹陷处即是。

养生按摩法:按压即可。治疗呃逆时用力要重。每日多次,每次1～2分钟。

翳风

❈ 耳门穴——把好耳朵的门户

穴位在耳前,犹如耳之门户,主治耳疾,故名。能聪耳开窍。主治中耳炎、耳鸣、耳聋、耳内生疮、耳中痛、牙痛、颈颌肿痛。

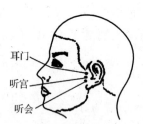

耳门
听宫
听会

部位:耳前,耳屏上切迹前方,下颌骨髁状突后缘张口凹陷处。

养生按摩法:按揉即可。每日多次,每次1～2分钟。

❈ 丝竹空穴——巧治头目消皱纹

"丝竹",比喻眉毛;"空",指孔窍。穴位在眉梢凹陷中,故名。能通络止痛、祛风明目。主治头痛、目眩、目赤肿痛、眉棱骨痛、眼睑瞤动、面神经麻痹、面肌痉挛、牙痛、癫痫。坚持按摩还可以祛斑、减少鱼尾纹,美

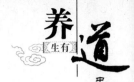

容养颜。

部位：眉梢凹陷处。

养生按摩法：按揉即可。每日多次，每次1～2分钟。

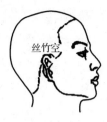

丝竹空

足少阳胆经——消导积滞，决断人生

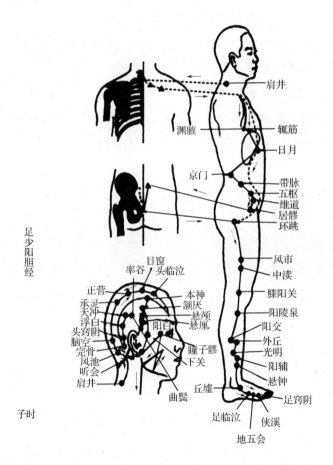

足少阳胆经

子时

足少阳胆经简称胆经。胆是人体最小的器官，也是六腑之首，主要生理功能是贮藏胆汁以助消化，主决断。肝胆功能失常，胆汁的分泌排泄受阻，就会影响脾胃的受纳腐熟和运化功能，出现厌食、腹胀、腹泻等症状；如果肝失疏泄，胆汁外溢，则发为黄疸；胆气上逆则可出现口苦、呕

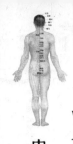
吐黄绿苦水等症状。而胆主决断，是指胆在精神意识思维活动中，具有判断事物、做出决断的作用。这对于防御、消除某些精神刺激的不良影响，维持精气血津液的正常运行和代谢，确保脏腑之间的协调关系，有着极其重要的作用。

【分布及循行路线】

足少阳胆经与足厥阴肝经相表里。主要分布于外眦、头颞、项侧、胁腰侧、下肢外侧面中间至第四趾外侧端。是人体循行路线最长的经脉。经脉起于目外眦（瞳子髎），斜行耳前（听会），上至头角，下行绕耳后，至乳突（完骨），复折向上至眉上方（阳白），转折向后，落项（风池），会于大椎，转入缺盆。从项后风池分出一支，入耳中，出耳前，至目外眦，下走大迎，上折至目下，下经颊车，沿颈侧下行，至缺盆与前支汇合；一支经胁肋，过髂嵴，绕髋骨，至髀枢（环跳）；一支入胸中，贯膈、络肝、属胆，至腹股沟部，经外阴，横出髀枢，与前支汇合。总循下肢外侧正中（风市），过膝（阳陵泉），至外踝前（丘墟），经4、5跖骨之间（足临泣），终于4趾外侧端（足窍阴）。支脉从足背足临泣分出，斜行至足大趾外侧端，与足厥阴肝经相交。

【联系脏腑】

胆，肝。

【病变表现】

头痛，目外眦痛，颔痛，目眩，口苦，叹息，缺盆部肿痛，腋下痛，胸胁、下肢外侧痛。

【预防与主治疾病】

主治肝胆病，侧头、目、耳、咽喉病，胸胁病以及经脉循行部位的其他病症。

【养生最佳时间】

胆经少血多气，在子时（23～1点）气血最盛。也可用同名经即手少阳三焦经的时间亥时（21～23点）代替。

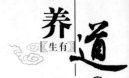

小贴士

身体平坐,将一条腿搁在另一条腿上面,用自己的拳头从大腿外侧跟盆骨交接处的环跳穴开始敲,沿大腿外侧一直敲到膝盖,另一条腿也是这样,每次敲时要一下一下来,不要太快,不需要很用力,把自己的手举起来,随势下降敲打就可以了,大概100多下。每条腿每天敲两分钟左右就够了,但老年人敲胆经不能敲得太多,孕妇绝对不能敲。

【主要养生穴位】

✽ 瞳子髎穴——头痛眼疾不再难

"瞳子",即瞳孔;"髎",骨之空隙。穴位在瞳孔及眶骨外凹陷中,故名。为本经与手少阳三焦经之会。能祛风清热、止痛明目。主治头痛、三叉神经痛、目赤肿痛、目翳、畏光、迎风流泪、近视、夜盲、内视、斜视、白内障、眼底出血、视神经萎缩。

部位:目外眦外侧 0.5 寸,眶骨外侧缘凹陷处。

取穴技巧:闭目时,眼外角纹为止处即是。

养生按摩法:按揉即可。每日多次,每次 1～2 分钟。

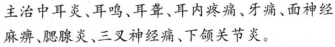

瞳子髎

✽ 听会穴——让你听得更清楚

"听",听力;"会",能也。穴位在耳前,能通络开窍,提高听力,故名。

主治中耳炎、耳鸣、耳聋、耳内疼痛、牙痛、面神经麻痹、腮腺炎、三叉神经痛、下颌关节炎。

部位:耳屏间切迹前方,下颌骨髁状突后缘,张口有凹陷处。

养生按摩法:按揉即可。每日 2 次,每次 3～5 分钟。

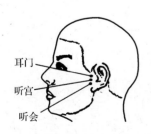

耳门
听宫
听会

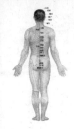
✱ 阳白穴——目光明亮的奥妙

"阳",指额部;"白",光明之意。穴位在眉上,
主治目疾,使目光明,故名。为本经与手少阳三焦经、足阳明胃经、阳维脉之会。能祛风泻火、清利头目。主治头痛、眩晕、面神经麻痹、目赤肿痛、近视、夜盲、上睑下垂、眼睑瞤动。

部位:眉毛中点直上 1 寸。

养生按摩法:按揉即可。每日多次,每次 1~2 分钟。

✱ 风池穴——风病的克星

"风",风邪;"池",凹陷。穴位在颈旁凹陷如"池",
风邪易入,主治一切"风"病,故名。为本经与手少阳三焦经、足太阳膀胱经、阳维脉之会。能祛风解表、清利头目、镇痉宁神、醒脑开窍。主治头痛、眩晕、面神经麻痹、项背疼痛、落枕、目赤肿痛、视物不明、迎风流泪、上睑下垂、耳聋、耳鸣、鼻炎、鼻出血、口舌生疮、咽喉肿痛、牙痛、失眠、癫痫、中风、延髓麻痹、吞咽困难、感冒、高血压、流行性乙型肝炎、荨麻疹、丹毒。

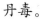

部位:项部,枕骨之下,胸锁乳突肌与斜方肌上端之间的凹陷处,平风府穴。

取穴技巧:沿项后斜方肌外缘向上推,抵住枕骨推不动处即是。

养生按摩法:按压即可。每日 2 次,每次 3 分钟。

✱ 肩井穴——降压消痛护颈肩

"肩",肩部;"井",水井。穴位在肩上,局部凹陷如井,故名。为本经与手少阳三焦经、足阳明胃经、阳维脉之会。能疏经通络、行气活血、消肿止痛。主治落枕、颈项强痛连及肩背、手臂疼、麻、活动受限、难产、胞衣不下、乳腺炎、乳汁不下、高血压、咳逆气短、淋巴结核。

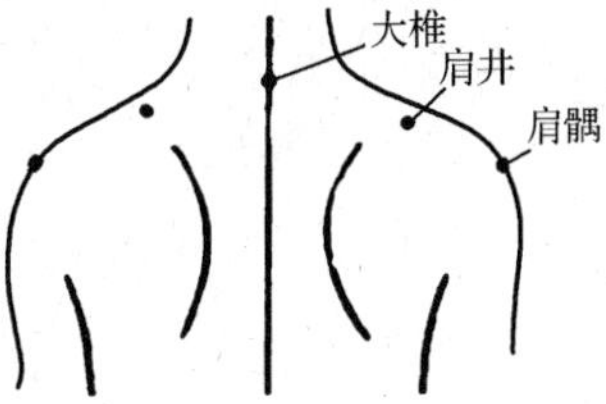

部位：肩部，大椎与肩峰端连线的中点，向下直对乳头。

养生按摩法：按揉即可。每日多次，每次3～5分钟。

✻ 日月穴——疏肝利胆治肠胃

“日”、“月”本为星象名，这里日为阳，指胆，月为阴，指肝。穴位位于两胁，邻近肝胆，犹如日月，故名。是胆的募穴，也是本经与足太阴脾经之会。能疏肝利胆、调理肠胃。主治急慢性肝炎、胆囊炎、胆道蛔虫、黄疸，反胃吞酸、口苦、胁痛、膈肌痉挛、胃及十二指肠溃疡、胸闷、肋间神经痛、疝气。

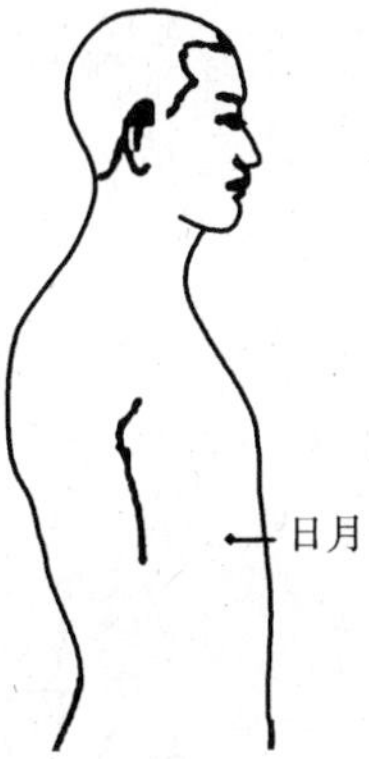

部位：上腹部，乳头直下，第7肋间隙，前正中线旁开4寸。

养生按摩法：按揉即可。每日多次，每次1～2分钟。

✻ 环跳穴——让我跳得更高

“环”，环曲；“跳”，跳跃。穴位在髀枢，取穴时须屈膝屈髋呈环曲，如跳跃状；又因为患下肢痿痹则不能伸屈跳跃，经本穴治疗后此疾可去，使其人跳跃如常，故名。又名“髀枢”、“枢中”、“环谷”。为本经与足太阳膀胱经之会。能祛风湿、强腰膝。主治腰胯疼痛、挫闪腰痛、坐骨神经痛、下肢瘫痪、全身瘙痒、荨麻疹。

部位：臀外侧，股骨大转子最凸点与骶管裂孔连线的外1/3与中1/3交点。

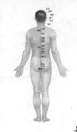

取穴技巧：侧卧，伸下腿，屈上腿取穴，以拇指关节横纹按在大转子头上，拇指指向骶管裂孔，当拇指尖到达处即是。

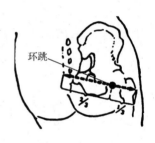

环跳

养生按摩法：按揉即可，因穴位处肌肉丰厚，所以用力要重，可用指关节甚至肘关节增大刺激，也可以使用按摩棒。每日 2 次，每次 3～5 分钟。

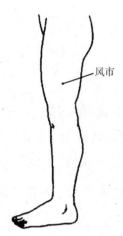

风市

❋ 风市穴——祛风要穴

"风"，风邪；"市"，集结之意。为祛风要穴，故名。能通经活络、祛风止痒。主治下肢痿痹、麻木、坐骨神经痛、半身不遂、遍身瘙痒、荨麻疹、耳鸣、耳聋。

部位：大腿外侧中线上，腘横纹上 7 寸，臀横纹至腘横纹的中点水平线与大腿外侧中线交点。

养生按摩法：按压即可。每日 2 次，每次 3～5 分钟。

❋ 阳陵泉穴——舒筋止痛保肝胆

外侧为"阳"；高起为"陵"；"泉"，本为水源，这里指凹陷处。穴位在膝关节外下腓骨小头前下方凹陷处，故名。为本经合穴，胆经下合穴，八会穴之筋会。能疏利肝胆、通经活络、舒筋止痛。主治偏头痛、面神经麻痹、眼睑瞤动、面肌痉挛、颞下颌关节炎、耳鸣、耳聋、落枕、肩周炎、胸壁挫伤、肋间神经痛、腰骶部疼痛、下肢痿痹、痉挛疼痛、坐骨神经痛、小儿脑瘫、膝关节及其周围组织疾患、腓肠肌痉挛、踝关节扭伤、肝病、黄疸、口苦、腹胀、呕吐、胆囊炎、胆石症、胆道蛔虫症、癫痫、急惊风、遗尿、小便不利、手术后疼痛。

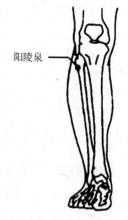

阳陵泉

部位：小腿外侧，腓骨小头前下方凹陷处。

取穴技巧：拇指按在外踝前方，沿胫腓骨向上推至顶处（腓骨小头前

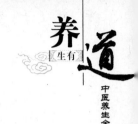

下方)即是。

养生按摩法:按压即可。每日 2 次,每次 3～5 分钟。

✳ 光明穴——目光明亮不用愁

主治眼疾,有开光复明之功,给眼病患者带来福音,恢复光明,故名。为本经络穴。能养肝明目、通经活络、回乳。主治近视、夜盲、视物昏花、目赤肿痛、早期白内障、视神经萎缩、慢性单纯性青光眼等多种眼病、下肢痿痹、活动不利、腓肠肌痉挛、偏头痛、颈淋巴结核、急性腰扭伤、乳房胀痛、产后乳不通、乳腺炎、癫痫、精神失常。

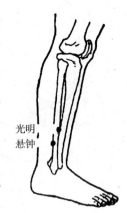

光明
悬钟

部位:小腿外侧,外踝高点上 5 寸,腓骨前缘。

养生按摩法:按压即可。每日 2 次,每次 3～5 分钟。

✳ 悬钟穴——延缓衰老治疼痛

"悬",悬挂;"钟",响铃。外踝似钟,穴位在其上如悬钟状,故名。又名"绝骨"。为八会穴之髓会。能舒筋通络、益髓生血。主治小腿及下肢外侧疼痛、腰骶痛、坐骨神经痛、跟骨骨刺、踝关节及其周围软组织疾患、半身不遂、足内翻、胸胁疼痛、颈项强痛、落枕、颈椎病、偏头痛、眩晕、健忘、耳鸣、鼻出血、鼻中干痛、鼻炎、咽喉疼痛、贫血、高血压、高血脂头晕、失眠、耳鸣、耳聋、记忆力减退。

部位:小腿外侧,外踝高点上 3 寸,腓骨前缘。

养生按摩法:按压即可,但要遵循"左病取右,右病取左"的原则。每日 2 次,每次 3～5 分钟。

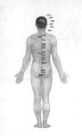

❋ 足临泣穴——头痛足痛一起治

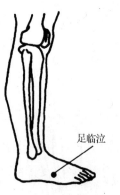

足临泣

"临",面临;"泣",本意为哭,此处指泪水。穴位在足,为本经输穴,属木应肝,开窍于目,其液为泪,其气上通于目,主治目疾,故名。为八脉交会穴,通带脉。能通经活络、清利头目、消肿止痛。主治足跗肿、足趾挛痛、坐骨神经痛、胁肋胀痛、落枕、肝炎、胆囊炎、胆石症、胆绞痛、偏头痛、目眩、目外眦红肿疼痛、迎风流泪、目干涩、耳鸣、耳聋、月经不调、胎位不正、乳房胀痛。

部位:足背外侧,足第4、5跖骨结合部前方凹陷中,小趾伸肌腱的外侧。

养生按摩法:按压即可。每日2次,每次3~5分钟。

足厥阴肝经——调血养血,愉悦身心

足厥阴肝经简称肝经。肝的主要生理功能是藏血,主疏泄。《素问·灵兰秘典论》中说:"肝者,将军之官,谋虑出焉"。肝藏血,是指肝脏具有贮藏血液、调节血量和防止出血的功能。肝主疏泄,是指肝气具有疏通、畅达全身气机,进而促进精血津液的运行输布、脾胃之气的升降、胆汁的分泌排泄以及情志的舒畅等作用。肝气的疏泄功能正常,则气机调畅,气血和调,经络通利,脏腑、形体、官窍等的机能活动也稳定有序。

【分布及循行路线】

足厥阴肝经与足少阳胆经相表里。主要分布于大趾外侧端至下肢内侧面前缘转至中间、阴部、胁部。经脉起于足大趾外侧端(大敦),经1、2跖骨之间(太冲)至内踝前(中封),沿小腿内侧前缘上行,在踝上8寸交于足太阴脾经之后,过膝(曲泉),沿大腿内侧正中上行,至腹股沟,绕阴器,循腹侧,经11肋端(章门),终于乳下两肋(期门)。支脉从腹股沟入腹,贯通任脉,挟胃,属肝络胆,贯膈,注肺,经咽喉上行,贯面颊,绕口唇,注目交巅。支脉从肝分出,在中焦胃脘部与手太阴肺经相交。

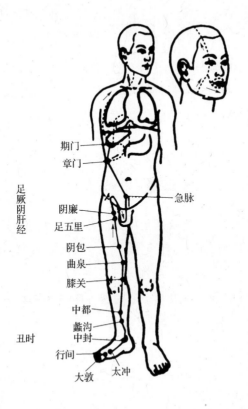

足厥阴肝经

期门
章门
急脉
阴廉
足五里
阴包
曲泉
膝关
中都
蠡沟
中封
行间
大敦　太冲

丑时

【联系脏腑】

肝,胆,胃,肺。

【病变表现】

腰痛,胸闷,少腹痛,疝气,面色灰暗,头顶痛,咽喉干,呕逆,遗尿,小便不利,精神失常。

【预防与主治疾病】

主治肝、胆、脾、胃病,妇科病,少腹、前阴病以及经脉循行部位的其他病症。

【养生最佳时间】

肝经多血少气,在丑时(1～3点)气血最盛。也可用同名经即手厥阴心包经的时间戌时(19～21点)代替。

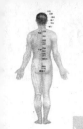

小贴士

　　肝经在大腿内侧正中线上，平坐，将一条腿搬起平放在另一条腿上，确保大腿内侧朝上，沿着中线，自下而上敲击便可，每条腿各敲3～4分钟。

【主要养生穴位】

✴ 大敦穴——清热止痛，静心宁神

　　"敦"，为博厚之意。因厥阴脉之气，根于此处聚结，故名。为本经井穴。能泻热开窍、镇痉宁神、理气止痛。主治高热、惊厥、昏迷、癫痫、癔症、多寐、遗尿、尿失禁、淋证、尿道炎、尿血、尿潴留、疝气、睾丸肿痛、阴中痛、外阴瘙痒、阳强、月经不调、经闭、功能性子宫出血、阴缩、子宫脱垂。

　　部位：足大趾外侧端，趾甲根角旁约0.1寸。

　　取穴技巧：趾甲外缘画一竖线，基底部画一横线，二线交点处即是。

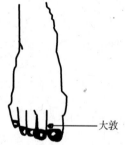

大敦

　　养生按摩法：掐按即可，力量稍大。每日2次，每次3分钟。

✴ 太冲穴——降压醒脑助睡眠

　　"太"，大；"冲"，要冲。为本经原穴、输穴，冲脉之别处。肝主藏血，冲为血海，肝与冲脉，气脉相应，合而盛大，故名。能通经活络、疏肝理气、醒脑开窍、镇惊宁神、固崩止带、清热利湿。主治下肢痿痹、瘫痪，足背及足趾麻木或肿痛、肝病、黄疸、胃痛（肝气犯胃型）、呃逆、腹胀、肠鸣、泄泻、大便难、头顶痛、眩晕、面神经麻痹、面痉挛、目赤肿痛、鼻出血、牙痛、咽喉肿痛、遗尿、小便不利、尿潴留、淋证、疝气、睾丸肿痛、阴中痛、外阴瘙痒、阳痿、阳强、月经不调、痛经、经闭、功能性子宫出血、带下、阴缩、子宫脱垂、急躁易怒、郁闷不舒、失眠、癫痫、癔症、中风、昏厥、小儿惊风、咳嗽、咳血、高血压、血小板减少、乳腺炎、胸满、胁肋疼痛、腰扭伤。

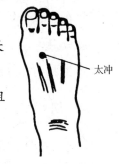

太冲

部位:足背,第1、2趾骨结合部前方凹陷处,拇长伸肌腱外缘。

取穴技巧:手指沿第1、2趾缝向足背方向推,至阻挡处即是。

养生按摩法:按揉即可。每日2次,每次3~5分钟。

�֍ 曲泉穴——滋养肝肾,一身轻松

"曲",屈曲;"泉",凹陷处。穴位在膝内侧横纹头上方凹陷处,屈膝取之,又为本经合穴,属水,故以泉喻之。能滋养肝血、调理肝肾。主治下肢痿痹、膝髌肿痛、头痛、目眩、目痛、鼻出血、咽喉疼痛、扁桃体炎、泄泻、痢疾、鼓胀、淋证、小便不利、尿潴留、遗精、阳痿、阴茎痛、疝气、月经不调、痛经、带下、子宫脱垂、阴痒、阴肿、产后腹痛、高血压、中暑、热病、癫狂。

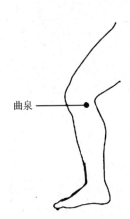

曲泉

部位:膝内侧,膝关节内侧横纹头上方,半腱肌、半膜肌止端的前上方,股骨内侧髁的后缘。

养生按摩法:按揉即可。每日2次,每次3~5分钟。

✖ 章门穴——肝胆平安助消化

"章",犹障,指肋骨;"门",门户。穴位居胁肋部,分列两侧如门,故名。穴位为八会穴之脏会,又属脾之募穴,本经与足少阳胆经交会穴,本经行此,与五脏之气盛会,为脏气出入之门户,故名。能疏肝利胆、健脾消滞、降逆平喘。主治胃痛、肝炎、黄疸、腹胀、泄泻、呕吐、小儿疳积、咳嗽、气喘、胸膜炎、肾炎、膀胱炎、多尿、白浊、血尿、尿潴留、神疲肢倦、消

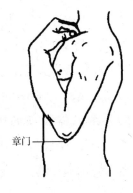

章门

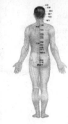

瘦、胸胁痛、积聚痞块、肝脾肿大、带状疱疹、癫痫、小儿惊风。

部位：侧腹部，腋中线上，第11肋游离端的下方。

取穴技巧：上肢屈肘紧贴两胁下时，肘尖抵达处即是。

养生按摩法：按揉即可。每日2次，每次3～5分钟。

❋ 期门穴——保肝护胃，妇科妙穴

"期"，周期；"门"，指出入要地。人体十二经脉气血之运行，始于手太阴肺经云门穴，终于足厥阴肝经期门穴，如此循环无端，周而复始，故名。又名"肝募"。是肝之募穴，本经与足太阴脾经、阴维脉交会穴。能疏肝理气、和胃止痛。主治胃痛（肝气犯胃）、腹痛、腹胀、肝炎、肝大、胆囊炎、黄疸、呕吐、呃逆、泄泻、下利脓血、咳嗽、哮喘、胸膜炎、月经不调、月经过多、功能性子宫出血、难产、产后乳少、乳腺小叶增生症、胸胁胀满、肋间神经痛。

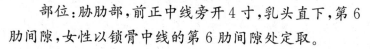

期门

部位：胁肋部，前正中线旁开4寸，乳头直下，第6肋间隙，女性以锁骨中线的第6肋间隙处定取。

养生按摩法：按揉即可。每日2次，每次3～5分钟。

督脉——阳脉之海

督脉是人体奇经八脉之一。"督"有总督、督促的含义。督脉循行于背部正中线，背为阳，它的脉气多与手足经相交会，大椎是其集中点。另外，带脉出于第2腰椎与阳维交会于风府、哑门。督脉的脉气与各阳经都有联系，并对全身阳经脉气有统率、督促的作用，故有"总督诸阳"和"阳脉之海"的说法。又因督脉循行于脊里，入络于脑，与脑和脊髓有密切的联系。《本草纲目》称："脑为元神之府"，经脉的神气活动与脑有密切关系。体腔内的脏腑通过足太阳膀胱经背部的俞穴受督脉经气的支配，因此，脏腑的功能活动均与督脉有关。所以金代医家张洁古认为：督脉"为阳脉之都"即是此意。督脉督一身之阳气，络一身之阴气，真正起到

了全身气血"阳关大道"的通络作用，以及"蓄余济缺"的库存调剂作用。

【分布及循行路线】

督脉主要位于背后中脊。该经起于下腹内（女子为胞宫，男子为精室），继而出于会阴部，向后行于腰背正中至尾骶部的长强穴，沿脊柱上行，经项后部至风府穴，进入颅腔中，络脑，沿头部正中线，上行至巅顶百会穴，循前额正中线下行鼻柱至鼻尖的素髎穴，过人中，至上齿正中的龈交穴。其一分支，与冲、任二脉同起于胞中，出于会阴部，在尾骨端与足少阴肾经、足太阳膀胱经的脉气会合，上行贯通脊柱，归属于肾。

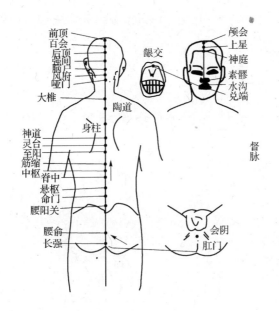

【联系脏腑】

脑、肾、肺、肝、目、脊髓。

【病变表现】

该经发生病变，主要表现有：手足拘挛、震颤、抽搐、中风不语，痫疾、癫狂、头部疼痛，目赤肿痛流泪，腿膝腰背疼痛，颈项强直、伤寒、咽喉牙齿肿痛，手足麻木，头晕耳鸣，嗜睡，盗汗等。

【预防与主治疾病】

脊柱病：腰肌劳损、腰椎间盘突出、强直性脊柱炎、颈椎病。

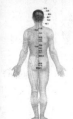

其他：小儿消化不良、头痛、发烧、中风、脱肛、失眠多梦、记忆力减退、退行性关节炎、胆囊炎。

小贴士

督脉按摩养生采用捏脊方法，两手沿着脊柱的两旁，用捏法把皮捏起来，边提捏，边向前推进，走向是从下向上，按摩力度要适中，按摩到皮肤发红，感到热为好。现在常见的"撞树健身"运动，主要是通过撞击背部刺激督脉和膀胱经，以达到通络顺气、放松身体的健身作用。对于老年人来说，撞树并非一项柔和的运动，弊大于利。

【主要养生穴位】

✳ 命门穴——培元固本，补肾壮阳

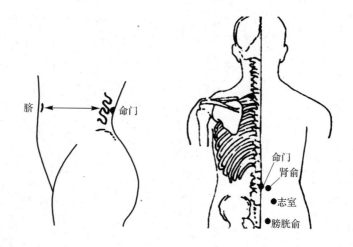

命门，是人体四大强壮穴之一。命，人之根本也，以便也。门，出入的门户也。本穴因其位处腰背的正中部位，内连脊骨，在人体重力场中为位置低下之处，脊骨内的高温高压阴性水液由此外输体表督脉，有维系督脉气血流行不息的作用，为人体的生命之本，故名命门。命门穴气血来自脊骨，由督脉之气堆迭而成，具有培元固本，补肾壮阳，利水止痛

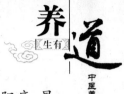

的功效,主治虚损腰痛,脊强反折,遗尿,尿频,泄泻,遗精,白浊,阳痿,早泄,赤白带下,胎屡坠,月经不调,五劳七伤,头晕耳鸣,癫痫,惊恐,手足逆冷等疾病。

部位:位于腰部后正中线上,第2腰椎棘突下凹陷中(两侧肋弓下缘连线的中点,一般与肚脐正中相对),即肚脐正后方处。

取穴技巧:正坐,伸两手至背腰后与肚脐相对应处,大指在前,四指在后,双手中指指腹所在之处即是此穴。指压时,有强烈的压痛感。

养生按摩法:双手中指同时出力揉按此穴,有酸、胀、疼痛的感觉。每次左右手中指在下各揉按3～5分钟,先左后右。

✿ 大椎穴——解表通阳,泻热止痛

大椎穴,是督脉、手足三阳经、阳维脉之会,即共有7条经脉在此穴交汇,有"诸阳之会"之称。手足三阳的阳热之气由此汇入本穴并与督脉的阳气上行头颈,是阳气汇聚的点。大椎穴有解表、疏风、泻热、散寒,温阳、通阳、清心、宁神、健脑、消除疲劳、增强体质、强壮全身的作用,对退热有特效。主治感冒,肩背痛,头痛,咳嗽,支气管炎,颈椎病,哮喘,中暑,手臂疼痛、手臂麻痹等。此穴是针灸治疗一切寄生虫、扁桃体炎及尿毒症的特效穴。

部位:位于人体颈部后正中线上,第7颈椎棘突下凹陷处。

取穴技巧:正坐或俯卧,左手伸到肩后反握对侧颈部,虎口向下,四指扶右侧颈部,指尖向前,拇指指腹所在之处即是。

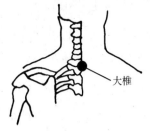
大椎

养生按摩法:大拇指的指尖向下,用指腹或者指尖揉按穴位,有酸痛与胀麻的感觉。先左后右,每次左右各揉按1～3分钟。

✿ 百会穴——醒脑开窍,升阳举陷

百会名意指手足三阳经及督脉的阳气在此交会。百会穴位居颠顶

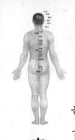

部,其深处即为脑之所在;且百会为督脉经穴,督脉又归属与脑。可见,百会穴与脑密切联系,是调节大脑功能的要穴。百脉之会,贯达全身。头为诸阳之会,百脉之宗,而百会穴则为各经脉气会聚之处。穴性属阳,又于阳中寓阴,故能通达阴阳脉络,连贯周身经穴,对于调节机体的阴阳平衡起着重要的作用,具有醒脑开窍,安神定志,升阳举陷,益气固脱,通督定痫的功效。主治中风、失眠、健忘、心悸、头痛,眩晕,休克,高血压,脱肛等疾病。百脉之会,百病所主,故百会穴的治症颇多,是治疗多种疾病的首选穴。

部位:位于头部,在前发际正中直上5寸,或两耳尖连线中点处。

取穴技巧:正坐,举起双手,虎口张开,拇指指尖碰触耳尖,掌心向头,四指朝上,双手中指在头顶正中相碰之处即是。

养生按摩法:用手掌按摩头顶中央的百会穴,每次按顺时针方向和逆时针方向各按摩50圈,每日2～3次。

任脉——阴脉之海

任脉是奇经八脉之一。它循行于腹部正中,其脉气与手足各阴经相交会,腹为阴,说明任脉对全身阴经脉气有总揽、总任的作用。另外,足三阴经在小腹与任脉相交,手三阴经借足三阴经与任脉相通,因此任脉联系了所有阴经,对阴经气血有调节作用,故有“总任诸阴”和“阴脉之海”的说法。凡精血、津液均为任脉所司,由阴经不畅导致的各种病症均可通过任脉来调理。

“任”与“妊”相通,任主胞胎,为生养之源,与妊育胎儿、调节月经,促进女子生殖功能有密切关系。任脉的通、盛、衰、少,与女性不同年龄的生理变化密切相关,因此任脉又被称为女性的“性激素”。

【分布及循行路线】

任脉分布于面、颈、胸、腹的前正中线上。它的循行分作两支:一支

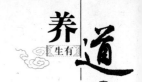

与冲脉、督脉同起于胞中(男为肾下精室,女为胞宫),一源而三歧,同出于会阴,任脉上行向前至前阴阴毛边缘,沿腹胸部之内,上行至关元穴处,行于前正中线直至咽喉部,再上行过下颌部,环绕口唇,沿面颊至眼眶下入眼部。另一支从胞中分出,于会阴后上行向后与冲脉循行于脊柱前。

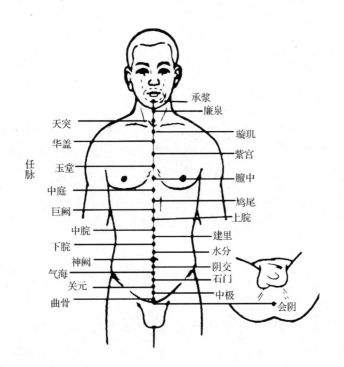

【联系脏腑】

肺、脾、心、肾、肝、心包、胃。

【病变表现】

该经发生病变,可表现为月经不调,带下色白,阴道下血,滑胎,月经愆期或经闭,或月经淋漓不尽,头晕眼花,腰膝酸软,舌淡,腹中积块,遗尿、遗精、腹胀痛、胃痛、呃逆、舌肌麻痹、疝气等。

【预防与主治疾病】

泌尿生殖系统:前列腺炎、阳痿、早泄、盆腔炎、附件炎、白带病。

消化系统:胃痛、消化不良、胃溃疡。

其他:失眠、胸闷气短、腰痛。

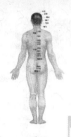

小贴士

　　任脉是阴脉之海，是女性生养之源。正确按揉任脉相关穴位可调节情绪、改善自身免疫、增强抵抗能力，使人精力旺盛。

【主要养生穴位】

✳ 关元穴——培元固本，导赤通淋

　　关元穴是人体四大强壮穴之一，是任脉和足三阴经的交会穴，也是小肠的募穴，为男子藏精、女子蓄血之处。它为先天之气海，是养生吐纳吸气凝神的地方。古人称为人身元阴元阳交关之处；老子称之为"玄之又玄，众妙之门"。具有温肾壮阳、培补元气、温调血室、疏理胞宫的作用，主治中风脱症、肾虚气喘、遗精、阳痿、疝气、遗尿、淋浊、尿频、尿闭、尿血、月经不调、痛经、经闭、带下、崩漏、腹痛、泄泻、痢疾及尿路感染、功能性子宫出血、子宫脱垂、神经衰弱、晕厥、休克等疾病。是治疗一切身体虚弱的重要穴位，对先禀赋不足，后天劳伤太过，或病后、产合体虚者，均有极佳的强壮作用。

　　部位：位于下腹部，前正中线上，脐下 3 寸处。

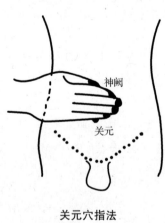

关元穴指法

　　取穴技巧：仰卧，将四指横放，小指下线与腹正中线的交点即是此穴。或从肚脐到耻骨上方画一线，将此线五等分，从肚脐往下 3/5 处，即是此穴。

　　养生按摩法：双手交叉重叠置于关元穴上，稍加压力，然后交叉之手快速地、小幅度地上下推动。操作不分时间地点，随时可做。注意不可以过度用力，按揉时只要局部有酸胀感即可。

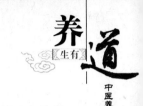

✿ 气海穴——益肾固精，益气助阳

"气沉丹田"，这里的丹田就是指气海穴，它与人的元气相通，是元阳之本，真气生发之处，更是人体生命动力的源泉。气海是任、督、冲三脉所起之处，全身气血汇集之所，推动着脏腑经络气血的新陈代谢，有"性命之祖"之称。气海更是"男子生气之海"，人身真气由此而生，具有培补元气，益肾固精，补益回阳，延年益寿功效，同时还具备温养益气，扶正固本，强壮全身的作用，享有"气海一穴暖全身"的美誉。主治绕脐腹痛，水肿鼓胀，脘腹胀满，水谷不化，大便不通，泻痢不禁，癃淋，遗尿，遗精，阳痿，疝气，月经不调，痛经，经闭，崩漏，带下，阴挺，产后恶露不止，胞衣不下，脏气虚惫，形体羸瘦，四肢乏力等病证。

部位：位于下腹部，前正中线上，脐下 1 寸半处。

取穴技巧：仰卧，直线联结肚脐与耻骨上方，将其分为十等分，从肚脐 3/10 的位置，即为此穴。

养生按摩法：先以右掌心紧贴于气海的位置，按顺时针方向分小圈、中圈、大圈，按摩 100～200 次。再以左掌心，按逆时针方向，按摩 100～200 次，按摩至有热感。

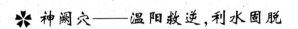

✿ 神阙穴——温阳救逆，利水固脱

神阙意指神气通行的门户，是人体生命最隐秘最关键的要害穴窍，是人体的长寿大穴。神阙穴为任脉经腧穴，居于任脉，任脉为阴脉之海，与督脉相表里，二者皆经过脐。脐又为冲脉循行之所，冲脉为十二经脉之海，故冲、任、督三脉"一源而三歧"，皆交汇于脐，故脐为经络之总枢，经气之汇海。加之奇经八脉纵横上下，沟通内外，所以脐与百脉相通，内联五脏六腑，外达四肢百骸，肯具有温补脾肾，回阳救逆；调理脾胃，理肠止泻；温经通络，祛风除湿；调和气血，调补冲任等功效。主要用于治疗上吐下泻，腹中虚冷，腹痛腹泻，肠鸣，小儿厌食，老人滑肠失禁，脱肛，水肿，鼓胀，妇人宫寒不孕，中风，霍乱，角弓反张，不省人事等病症。经常对神阙穴进行锻炼，可使人体真气充盈、精神饱满、体力充沛、腰肌强壮、

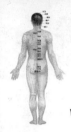

面色红润、耳聪目明、轻身延年。

　　部位：位于腹中部，在脐窝正中。

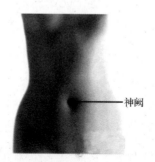

神阙

　　取穴技巧：在肚脐正中取穴即可。

　　养生按摩法：每晚睡前空腹，将双手搓热，双手左下右上叠放于肚脐，顺时针揉转（女子相反），每次 360 下。

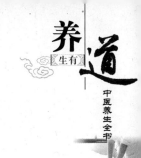
第三章 常见疾病的中医经络疗法

✿ 颈椎病

颈椎病又称颈椎综合征,是一种因颈椎间盘退行性变颈椎肥厚增生以及颈部损伤等引起颈椎骨质增生或椎间盘脱出韧带增厚刺激或压迫颈脊髓颈部神经血管而出现的一系列功能障碍的临床综合征。颈椎病是中、老年的常见病、多发病,男性发病率高于女性。近年来,颈椎病高发年龄从 55 岁降到 39 岁,而且上班族、青少年患病比例正越来越高。

【临床症状】

主要表现为颈背疼痛、脖子僵直、发硬,颈部活动受限,肩背部沉重,肌肉变硬;部分会出现头痛和胳膊疼痛,一侧面部发热、出汗,上肢无力、手指发麻、下肢乏力、行走困难、头晕目眩、恶心、呕吐,甚至视物模糊、心动过速及吞咽困难等异常感觉;少数严重者会出现大小便失控、眩晕、猝倒,甚至四肢瘫痪等症状。

【特效穴位按摩】

1. 大椎穴

位于颈后正中部位,第 7 颈椎棘突(颈椎中最大椎体)下的四陷处。用左(右)手四指并拢放于上背部,用力反复按摩大椎穴各 20～30 次,至局部发热为佳,两侧交替进行。刺激大椎能激发身上所有阳经的阳气,从而起到通经活络的作用。可使颈部肌肉松弛,血液循环加快,经络疏通,气血运行通畅,减轻和预防颈椎病。

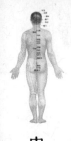

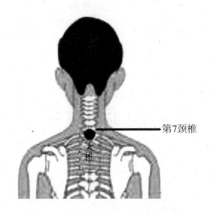

第7颈椎

大椎

2. 肩井穴

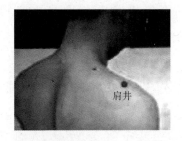

肩井

　　肩井穴位于大椎穴与肩峰连线中点,肩部最高处。双手五指并拢,作成梅花状(如同猫爪),利用两手的惯性,屈肘向上分别击打两侧肩井穴 100 次,以穴位部位感觉到酸、胀、麻、痛为佳。每日早晚各一次。具有通经活络,散寒止痛的功效,能有效缓解肩部不适的症状。

3. 天柱穴

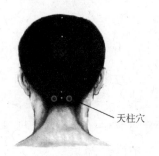

天柱穴

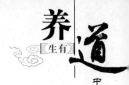

天柱穴位于后发际正中旁开约 2 厘米左右。用食指指腹按压天柱穴,按压时一面缓缓吐气一面压 6 秒钟,如此反复 20 次,以局部有酸胀感为宜。具有疏通经络气血的功效,可缓解肩膀僵硬、酸痛的症状。

4. 后溪穴

后溪穴位于手掌尺侧,微握拳,第 5 指掌关节后的远侧掌横纹头赤白肉际。把双手后溪穴所在部位放在桌子沿上,用腕关节带动双手,轻松地来回滚动,或用左手拇指揉擦右手后溪穴 3 分钟,再用右手拇指揉擦左手后溪穴 3 分钟,即可达到刺激效果。后溪为手太阳小肠经的输穴,又是八脉交会穴,与督脉相通。有舒经利窍、宁神之功,能够有效治疗和预防颈肩腰椎病。

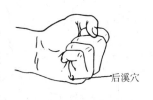

后溪穴

【特效疗法】

自我按摩操:

(1)按摩百会:用中指或食指按于头顶的百会穴,用力由轻到重按揉 20～30 次。

(2)对按头部:双手拇指分别放在额部两侧的太阳穴处,其余四指微分开放在两侧头部,双手同时用力做对按揉动 20～30 次。

(3)按揉风池:用两手拇指分别按在同侧风池穴,其余手指附在头的两侧,由轻到重地按揉 20～30 次。

(4)拿捏颈肌:将左(右)手上举置于颈后,拇指放置于同侧颈外侧,其余四指放在颈肌对侧,双手用力对合,将颈肌向上提起后放松,沿风池穴向下拿捏至大椎穴 20～30 遍。

(5)按揉缺盆:以左(右)手四指置于对侧耳下翳风穴处,沿胸锁乳突肌方向,揉按到缺盆穴 10～20 次,动作不宜太快和过重,两侧交替进行。

(6)按压肩井:以左(右)手中指指腹按于对侧肩井穴,然后由轻到重 10～20 次,两侧交替进行。

(7)斜摩大椎:用左(右)手四指并拢放于上背部,用力反复斜摩大椎各 20～30 次,至局部发热为佳,两侧交替进行。

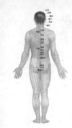
（8）对按内、外关：用左（右）手拇指尖放在右（左）手内关穴，中指放在对侧的外关穴，同时对合用力按揉 0.5～1 分钟，双手交替进行。

（9）掐揉合谷：将左（右）手拇指指尖放在右（左）手合谷穴，其余四指放在手背上，拇指用力掐揉合谷穴 10～20 次，双手交替进行。

（10）梳摩头顶：双手五指微曲分别放在头顶两侧，稍加压力从前发际沿头顶至脑后做"梳头"状，做 20～30 次。

每天早晚或工作休息期间做，一般 1 日 2 次。

【专家建议】

（1）避免长时间低头工作，工作 1 小时左右后改变一下体位。

（2）改变不良的工作和生活习惯，避免俯卧睡姿，睡觉最好选择仰卧或侧卧。选择合适枕头：一般仰卧者枕高一拳，侧卧者枕高一拳半，约 10 cm。

（3）注意保护颈部，尽量避免颈部外伤，同时加强颈肌和颈部的锻炼。

（4）注意保暖防寒：夏天避免风扇、空调直接吹向颈部，出汗后不要直接吹冷风，或用冷水冲洗头颈部。冬天要注意颈部的保暖。

❋ 肩周炎

肩周炎是肩关节周围肌肉、韧带、肌腱、滑囊、关节囊等软组织损伤、退变而引起的关节囊和关节周围软组织的一种慢性无菌性炎症，是以肩关节疼痛和活动不便为主要症状的常见病症。由于 50 岁左右的人易患此病，所以本病又称为五十肩。本病女性发病率略高于男性，患者自觉有冷气进入肩部，也有患者感觉有凉气从肩关节内部向外冒出，故又称"漏肩风"。其病变特点是广泛，即疼痛广泛、功能受限广泛、压痛广泛。如得不到有效的治疗，有可能严重影响肩关节的功能活动，妨碍日常生活。

【临床症状】

肩部疼痛，早期肩关节呈阵发性疼痛，常因天气变化及劳累而诱发，以后逐渐发展为持续性疼痛，并逐渐加重，昼轻夜重，夜不能寐，不能向

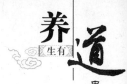

患侧侧卧，肩关节向各个方向的主动和被动活动均受限。肩部受到牵拉时，可引起剧烈疼痛。肩关节可有广泛压痛，并向颈部及肘部放射，还可出现不同程度的三角肌的萎缩。

【特效穴位按摩】

1. 肩髃穴

肩髃穴位于锁骨肩峰端下缘，当上臂平举时呈现的凹陷处。把手臂水平上举，在肩部会形成两个凹陷，前面那个凹陷即是。先将右手搭到左肩，四指尽量展开，抓牢肩部，掌心紧贴肌肉，用大拇指做旋转按摩，同时其余四指做抓提按摩。按摩3分钟后将左手搭到右肩，同样手法按摩3分钟。能明显改善肩、背部的不适症状，有效治疗和预防肩周炎。

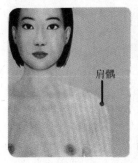
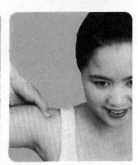

肩髃

2. 肩髎穴

肩髎穴在肩部于肩髃穴后方，当臂外展时，于肩峰后下方呈现凹陷处。用对侧手的食指中指按压肩髎穴2分钟，以微有酸痛感而能够忍受为度，按压时用力要均匀。具有祛风除湿、疏通经络的功效，是医治肩周炎必用的穴位之一。

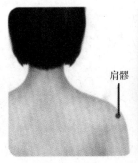
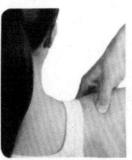

肩髎

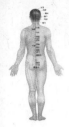

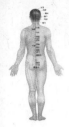

中医经络养生

3. 肩贞穴

肩贞穴在肩关节后下方,取穴时正坐,自然垂肩,当上臂内收时,腋后纹头直上1寸处即是。按摩时胳膊稍向上抬起,另一手从腋下穿过向上用中指;或者另一手从前面经过,手掌掌根放在肩关节的正上方,中指到达的地方即为肩贞,用中指按揉100次。具有通经活络的功效,是小肠经(又叫"肩脉")上专治肩周炎的穴位。

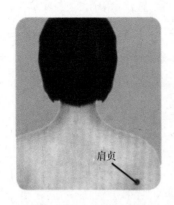

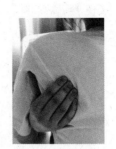

肩贞

4. 天宗穴

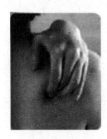

天宗穴位于人体的肩胛部,当冈下窝中央凹陷处,与第四胸椎相平。用食指掐按两侧天宗穴各100次,以有酸胀感为宜。刺激天宗可促进肩、背部血液循环,行气活血,消肿止痛,有效缓解肩周炎导致的疼痛等不适症状。

5. 阳陵泉穴

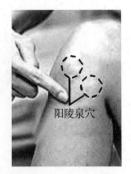

阳陵泉穴在小腿外侧,当腓骨头前下方凹陷处。用大拇指顺时针方向按揉阳陵泉穴约2分钟,可以激活胆经气血,通经止痛,有效缓解肩周炎导致的疼痛等不适症状。

阳陵泉穴

【特效疗法】

(1)从颈部到肩膀,先用蒸热的毛巾加温。再

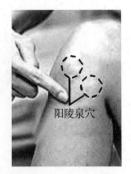

92

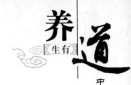
将手掌放在患侧肩部,按顺时针方向按揉 50 次,以有热感为宜。

(2) 将手掌密贴于患侧云门、肩髃、中府穴上按顺时针方向轻擦。自始至终要保持同等力度,直到按摩部位发烫。分别按揉肩髎、肩井、肩贞穴各 1 分钟。

(3) 拿捏从风池穴到颈肩交会处的颈椎后面的肌肉,从上往下拿捏 3 次。

(4) 用五指拿法拿肩井穴,用拇指拿大椎穴各 10 次。

(5) 点按天宗穴及压痛点各 1 分钟,以小鱼际(手掌小指侧近腕关节的那个多肉的地方)按揉肩髃、曲池、外关、合谷、后溪等穴,按摩到发烫效果最佳。

自我按摩法:

(1) 用健侧的拇指或手掌自上而下按揉患侧肩关节的前部及外侧,时间为 1~2 分钟,在局部痛点处可以用拇指点按片刻。

(2) 用健侧手的第 2~4 指的指腹按揉肩关节后部的各个部位,时间为 1~2 分钟,按揉过程中发现有局部痛点亦可用手指点按片刻。

(3) 用健侧拇指及其余手指的联合动作揉捏患侧上肢的上臂肌肉,由下至上揉捏至肩部,时间为 1~2 分钟。

(4) 还可在患肩外展等功能位置的情况下,用上述方法进行按摩,一边按摩一边进行肩关节各方向的活动。

(5) 最后用手掌自上而下地掌揉 1~2 分钟,对于肩后部按摩不到的部位,可用前面介绍的拍打法进行治疗。

自我按摩可每日进行 1 次,坚持 1~2 个月,会有较好的效果。

【专家建议】

(1) 日常生活中要注意防寒保暖,特别是避免肩部受凉。

(2) 加强体育锻炼,特别要注重关节的运动,开展肩关节的主动运动和被动运动,以保持肩关节的活动度。但要注意运动量,以免造成肩关节及其周围软组织损伤。

(3) 纠正不良姿势,避免长期的不良姿势造成慢性劳损和积累性损伤。

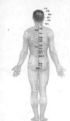
（4）对已发生肩周炎的患者，除积极治疗患侧外，还应对健侧进行预防。

❋ 耳鸣

耳鸣是一种听觉异常的症状，指人们在没有任何外界刺激条件下所产生的如蝉鸣声、汽笛声、嘶嘶声或嗡嗡声等的异常声音感觉。耳鸣的出现有时为持续性的，有时为间歇性的，可发生于一侧，也可发于两侧，虽然它并不是一种疾病，但却使人感觉心烦意乱、坐卧不安等，严重的还会影响正常的生活和工作。

【临床症状】

临床表现为搏动性耳鸣（即耳鸣为与心跳一致的飕飕声、嘀嗒声或轻叩声）和非搏动性耳鸣（较为常见，是一种连续而稳定的噪音，如嗡嗡声、蟋蟀声、钟声或摩托声），并同时伴有眩晕、恶心、呕吐、头痛、心慌、健忘、失眠等其他等症状。

【特效穴位按摩】

1. 翳风穴

翳风穴位于耳垂后方的凹陷处。拇指指尖按在翳风穴，其他四指分散地放在耳朵上方，起一个稳定作用。然后拇指用力对凹陷进行点按 50 次，点按时以感觉出酸胀感为宜。具有通络活血、安神通耳之功效，有效治疗和预防耳鸣。

翳风

2. 耳门、听宫、听会穴

耳门位于头部侧面耳前部，耳珠上方稍前缺口陷中，张口有凹陷处。用双手拇指相对，同时轻轻用力按压耳门穴半分钟，然后自上而下推耳前 18 次，以局部有酸胀感为佳。听宫穴位于面部耳屏前，下颌骨髁状突的后方，张口时呈凹陷处。双手半握拳，食指伸直，将食指指腹分别放在同侧听宫上，适当用力按揉约 1 分钟。具有开窍聪耳、通络镇痛的功效。听会穴位于耳珠前下方，将嘴张大，按之有个

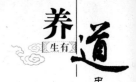

空凹的地方。双手半握拳,食指伸直,将食指指腹分别放在同侧听会穴上,适当用力按揉约 1 分钟。三穴是治疗多种耳疾重要的首选穴位之一,对于由耳朵周围的肌肉过度扩张和血管过敏等引起的耳鸣非常有效,能有效预防和缓解耳鸣。

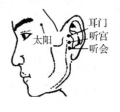

3. 风池穴

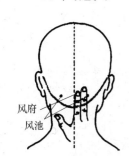

风池穴位于颈项后枕骨下大筋外侧凹陷中。用双手拇指指尖分别放在同侧风池上,其余四指放在头部两侧,适当用力揉按约 1 分钟。具有疏风清热、开窍镇痛的功效,能有效缓解耳鸣症状。

【特效疗法】

(1) 梳头抹耳法:双手十指由前发际向后梳头,梳到头后部时,两掌心贴住耳郭后部,两手分别向左右两侧抹耳郭至面颊部为 1 次,连续 108 次。

(2) 摩百会:取坐位,用掌心盖在头顶中央的百会穴上,慢慢摩动 2 分钟左右。

(3) 鸣天鼓法:两掌搓热,用两掌心分别贴住左右两耳,手指托住后脑部,食指压在中指上,使食指从中指上重重地滑落,经此弹击后颈发际处,可听到"咚咚"之声,如击天鼓,共击 108 次。

(4) 掌心震耳(自行鼓膜按摩法):两手掌搓热,用搓热的两手掌心捂住两耳,手掌与耳朵完全封闭,然后两掌突然松开,听到"叭"的一声,起到震耳的作用。共 108 次。

(5) 过顶提耳:先右臂弯曲过头顶,用右手拇指、食指和中指捏住左耳耳尖向上提拉,拉 108 次。再换左手提拉右耳,也拉 108 次。此动作对肩周炎也有防治作用。

(6) 双手拉耳:双手握空拳,用拇指、食指捏住耳垂向下拉。拇指在后,食指弯曲在前,共拉 108 次。然后两手的食指、中指叉开,中指在前,食指在后搓耳根.一上一下为 1 次,共搓 108 次。

(7) 用食指或大拇指轻柔按揉听会穴 5 分钟左右。

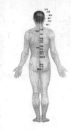
(8) 用食指和大拇指,先从上至下按捏耳郭,然后从下至上按捏,这样反复按捏至双耳有发热感,共按捏耳郭 100 次。

(9) 按摩合谷穴(一手的拇指第一个关节横纹正对另一手的虎口边,拇指屈曲按下,指尖所指处)80 次。

说明:以上动作每天早晚分别做一次,按摩时,根据自己的耐受力,适当掌握速度和压力。每节做完后局部有发热感为最好。

【专家建议】

(1) 忌烟酒,少喝浓茶,咖啡等。

(2) 日常饮食要少盐,减少脂肪的摄入,多吃含铁含锌丰富和具有活血作用的食物。

(3) 远离噪音,生活起居有规律,放松和调节好情绪,保持充足的睡眠。

(4) 避用有毒药物。耳鸣患者如因其他疾病就诊时,一定不要忘记告诉医师自己的耳鸣情况,因为某些药物会加剧耳鸣的症状。

✳ 偏头痛

偏头痛是一种常见的慢性神经血管性疾患,属于原发性头痛类型,多在青春期发病,中青年期达发病高峰。好发于青春女性,有反复发作病史,常有遗传背景,月经期容易发作,妊娠期或绝经后发作减少或停止,发作前有视觉异常先兆。临床以发作性中重度、搏动样头痛为主要表现,头痛多为偏侧,往往比较顽固,可能定期发作,一般持续 4～72 小时。

【临床症状】

在发病前有精神障碍、疲劳、哈欠、食欲缺乏、全身不适等表现,女性月经来潮、饮酒、空腹饥饿时也可诱发疼痛。头痛多呈缓慢加重,反复发作的一侧或双侧额颞部疼痛,从钝痛开始,逐渐加重呈搏动性剧痛,持续数小时至数日,睡眠后症状可缓解。常伴有恶心、呕吐、畏光、畏声、出汗、全身不适、眼睛牵扯痛、头皮触痛等症状。

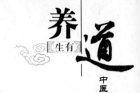

【特效穴位按摩】

1. 列缺穴

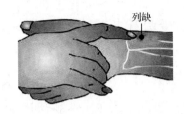

列缺

列缺穴位于前臂桡侧,桡骨茎突上方,腕横纹上1.5寸。两手虎口自然垂直交叉,一手食指按在另一手桡骨茎突上,指尖下凹陷处即是此穴。用拇指指端甲缘按掐列缺穴处,做下掐上提的连续刺激2～3分钟,以酸胀感为宜,能够有效缓解偏头痛。

2. 太阳穴

太阳穴位于眉梢到耳朵之间大约1/3的地方,用手触摸最凹陷处。坐在椅子上,将手掌贴在头上,以拇指指肚分别按在两边的太阳穴上,稍用力使太阳穴微感疼痛,顺时针转揉20～30次,逆时针再转相同的次数,以局部酸胀为宜。

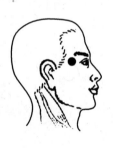

3. 率谷穴

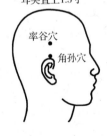

耳尖直上1.5寸

率谷穴

角孙穴

率谷穴耳尖直上入发际1.5寸,用两手食指指端用力持续按压穴位2～3分钟,力度以按摩者能耐受为度,同时做缓和的环旋揉动,揉动幅度要适中,可以有效地缓解和治疗偏头痛。

4. 外关穴

外关穴位于人体的前臂背侧,腕背横纹上2寸,尺骨与桡骨之间。先用大拇指找到头部的痛点,然后边揉边推,把里面的筋给推开,再赶紧点揉外关穴1～2分钟,头痛马上就能缓解。

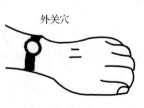

外关穴

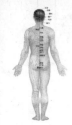
【特效疗法】

头面部推拿法：取坐位或仰卧位。

（1）先用大拇指指端自眉心向上垂直平推至发际，双手交替，往返18次；再用大拇指指腹，沿两眉中点印堂穴处，向两侧平推至太阳穴，左右手往返交替，各9次。

（2）用食、中两指指腹，沿眉弓向两侧推至太阳，左手食、中两指推向右，再抹回来；右手食、中指推向左，亦配合抹法，如此往返各9次。

（3）用一指禅推法，以双大拇指指端，从各自内眼角沿眼眶推至外眼角，先上后下，双眼做平躺的"8"形，往返推8～10遍；或将双手大拇指放在同侧太阳穴上，用食指一侧轮着刮眼眶，方向向上，往返9次。

（4）用双大拇指指腹按揉太阳穴，顺、逆时针方向各9次；用中指指腹按压攒竹（双）、鱼腰（双）、阳白（双）、四白（双）、迎香（双）各15秒，以稍感酸胀为度；再用食指或中指指腹点按头顶百会穴2分钟。

（5）一手扶头侧，一手五指分开并微屈，在太阳穴旁自前向后来回推擦，然后换手推擦另一侧太阳穴旁，每侧各18次。

（6）用大鱼际揉法，轻揉印堂、前额部、左右眉弓、太阳穴，每个部位各49次。

颈项部推拿法：取坐位或仰靠位。

（1）推桥弓穴：用食、中指指腹推抹左右桥弓穴（在耳垂后凹陷中翳风穴到颈下锁骨中的缺盆穴这一条线上）各9次。（注意：推抹桥弓穴只能单侧交替进行）

（2）点按头皮：五指分开微屈，指端着力，从前额发际到头顶再到枕后部点按，每一着力部位点按2秒钟，然后双手点按头两侧部位，往返各3次。

（3）拿揉项部：以五指拿法，用大拇指和其余四指相对用力，拿揉颈部两侧肌肉，自上而下，拿至大椎穴两侧，往返7次。

（4）按揉风池穴：双手交叉于枕部，用大拇指指端按揉风池穴，顺、逆时针方向各9次。

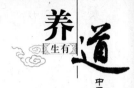

（5）掌拍百会穴：一手扶头部，另一手掌轻拍头顶部百会穴，双手交替各9次。

（6）梳头、振耳：双手各梳头、振耳9次。放松、静坐调息3分钟。

【专家建议】

（1）远离酪胺酸类食物：包括奶酪、巧克力、柑橘类食物，以及腌渍沙丁鱼、鸡肝、西红柿、牛奶、乳酸饮料等。

（2）减少摄酒，最好避免红酒。

（3）学会减压，放松心情。

（4）规律运动，着重呼吸训练、调息的运动（例如瑜伽、气功）。

（5）营造安静的环境，维持规律的作息，即使在假日也定时上床、起床。拒绝晨昏颠倒。

❋ 失眠

失眠是指无法入睡或无法保持睡眠状态，导致睡眠不足。又称入睡和维持睡眠障碍（DIMS），为各种原因引起入睡困难、睡眠深度或频度过短、早醒及睡眠时间不足或质量差等，常见导致失眠的原因主要有环境原因、个体因素、躯体原因、精神因素、情绪因素等。根据传统中医理论，失眠的原因主要为脏腑机能紊乱，尤其是心的温阳功能与肾的滋阴功能不能协调、气血亏虚、阴阳失调等。

【临床症状】

入睡困难，超过30分钟不能入睡；或断断续续不连贯，容易惊醒或反复憋醒，几乎每次醒来的时间超过30分钟；或过早地醒来，醒后不能再继续睡。表现为全身乏力，感觉疲劳，不安、全身不适、无精打采，反应迟缓、头痛，记忆力不集中等症状。

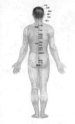

【特效穴位按摩】

1. 百会穴

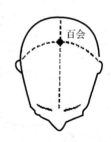

百会穴位于头部,在前发际正中直上 5 寸,或两耳尖连线中点处。用右手拇指尖在百会穴点按,待局部产生重胀麻感后立即改用拇指腹旋摩,如此反复交替,能有效改善失眠症状。

2. 神门穴

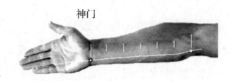

神门穴位于腕部,腕掌侧横纹尺侧端,尺侧腕屈肌腱的桡侧凹陷处。用一拇指指端的螺纹面,点揉另一手的神门穴,换另一手的拇指,同样点揉前手的神门穴,以有酸胀感为宜,各重复 30 次,具有助睡安眠的作用。

3. 安眠穴

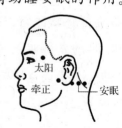

安眠穴在项部,在耳垂后的凹陷(翳风穴)与枕骨下的凹陷(风池穴)连线的中点处。用双手中指指端按揉 3 分钟,以有较强的酸胀感为度。按揉此穴具有镇静助眠的作用。

4. 内关穴

内关穴位于腕部横纹上 2 寸。用大拇指垂直在内关穴上,指甲的方向要竖向,和两筋平行,指甲要短,以指尖有节奏地按压并配合一些揉的动作,要有一定的力度,按揉 2 分钟,具有宁心安神、治疗失眠多梦的作用。

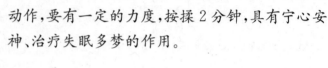

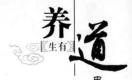

5. 三阴交

三阴交位于小腿内侧,足内踝尖上 3 寸,胫骨内侧缘后方。用拇指指端轻轻按揉 2 分钟,以穴位有酸胀感为度,具有安神定志、除烦安眠的作用。

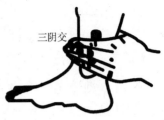

三阴交

【特效疗法】

天门开穴法:两拇指指腹紧贴于印堂穴(位于两眉眉头之间),双手余指固定头部二侧。左拇指先自印堂穴垂直向上推移,经神庭穴(位于人体的头部,当前发际正中直上 0.5 寸)推至上星穴(位于人体的头部,当前发际正中直上 1 寸),然后两拇指呈左下、右上,左上、右下同时交替推摩。手法由缓至速、由轻至重,反复推摩约 1 分钟,此时推摩局部产生热感,并向眉心集中。

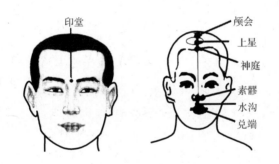

印堂

颅会
上星
神庭
素髎
水沟
兑端

玉锤叩击法:以指尖作锤,双手同时进行,从后向前,从左至右叩击整个头部,方向为前发际、头顶、后头、项部,左中右三行。反复依次紧叩,不可遗漏。每天 3~5 次,每次至少 5 分钟。

【专家建议】

(1) 养成良好的生活习惯,合理安排作息时间,避免劳累,不要经常熬夜。

(2) 睡前忌服兴奋性饮料,晚餐不宜过饱。

(3) 平时要多吃坚果类食物,例如核桃、葵花籽等,睡前喝杯牛奶,用热水烫脚。

✲ 牙痛

牙痛，是口腔科牙齿疾病最常见的症状之一，大多由牙龈炎、牙周炎、牙髓炎、蛀牙或折裂牙而导致牙髓（牙神经）感染所引起的。中医学认为牙痛多因平素口腔不洁或过食膏粱厚味、胃腑积热、胃火上冲，或风火邪毒侵犯、伤及牙齿、或肾阴亏损、虚火上炎、灼烁牙龈等引起，以牙齿及牙龈红肿疼痛为主要表现的病症。

【临床症状】

实证：牙痛剧烈，并可见牙龈红肿，或出脓渗血，牵及颌面疼痛、头痛，并伴有口渴、口臭、大便秘结等。

虚证：牙齿隐隐作痛，牙龈微红、微肿，牙齿松动，并伴有龈肉萎缩、头晕、耳鸣、失眠或多梦、腰酸腿软等。

【特效穴位按摩】

1. 合谷穴

合谷穴位于手背虎口处，于第1掌骨与第2掌骨间陷中。用左手的拇指稍稍用力地掐按右手的合谷穴，同时向上揉动，可连续掐按1～2分钟。然后照此方法用右手掐按左手的合谷穴。按摩此穴具有疏风解表、活络镇痛的功效。是治疗牙痛的要穴。

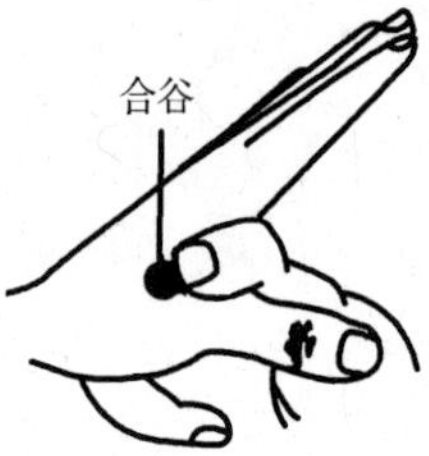

2. 颊车穴

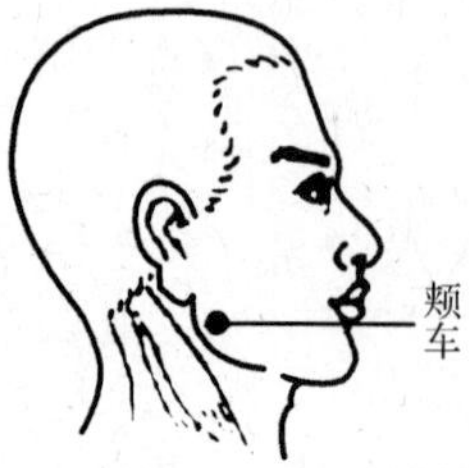

颊车穴位于面颊上，下颌角的前上方，耳下大约1横指的地方，咀嚼时肌肉隆起时出现的凹陷处。左右各一个。将双手拇指的指腹放在同侧面部的颊车穴上，由轻到重按压1～2分钟，以穴位局部发酸、发胀为宜。在此穴按摩具有解痉止痛、活血消肿的功效。

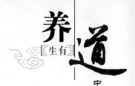
3. 下关穴

下关穴位于面部耳前方,颧弓与下颌切迹所形成的凹陷处。将双手中指或食指的指腹放在同侧面部的下关穴上,用力按揉1~2分钟,感觉发麻为宜。按摩此穴具有疏风清热、解痉止痛的功效。

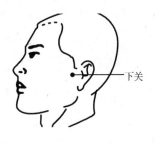

下关

4. 牙痛穴

牙痛穴位于手掌面第3、4掌骨之间,距掌横纹约1横指处。将左手拇指的指尖放在右手的牙痛穴上,适当用力地掐揉1~2分钟,力量要尽量重一些。依法掐揉左手的牙痛穴。按摩此穴具有活血止痛、通络解痉的功效。

【特效疗法】

(1) 用双手四指指腹从太阳穴向耳后推一会儿。然后掐按合谷穴、按压颊车穴,以有强烈酸胀感为度,每穴1~3分钟。左边牙痛,用左手点右手合谷穴,右边牙痛,则用右手点左手合谷穴。如果是上牙疼,再加点按下关穴、足三里穴,每穴1~3分钟;下牙疼就加点按二间、大迎穴,每穴1~3分钟。再用大鱼际在牙痛部位轻轻地揉动,约3分钟。食指或中指点按疼痛最明显的部位2分钟左右,就可以显著地减轻牙痛。坚持每日一次。

(2) 十指交叉扣压

①用双手拇指关节在鼻孔两侧上下搓擦36次,然后用左手拇指与食指按压鼻孔两侧迎香穴50次。

②双手十指交叉,用力互相叩击各指根部(八邪穴)100次,再用拇指按压双手手背拇指与食指之间的合谷穴50次。

③用牙刷轻轻刷擦双手掌心无名指第2关节(肝穴)及小指第1关节(肾穴),再刷擦双手手背拇指与食指根部之间各2~3分钟。

【专家建议】

(1) 注意口腔卫生,养成"早晚刷牙,饭后漱口"的良好习惯。

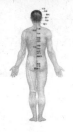
（2）发现蛀牙，及时治疗。

（3）睡前不宜吃糖、饼干等淀粉之类的食物。

（4）忌酒，勿吃过硬食物，少吃甜食和过酸、过冷、过热、辛辣食物，宜多吃清胃火及清肝火的食物，如南瓜、西瓜、荸荠、芹菜、萝卜等。

（5）脾气急躁，容易动怒会诱发牙痛，故宜心胸豁达，情绪宁静。

（6）保持大便通畅，勿使粪毒上攻。

✵ 哮喘

哮喘是指机体由于外在或内在的过敏原或非过敏原等因素，通过神经体液而导致气道可逆性的痉挛，是一种反复发作的呼吸道过敏性疾病。由过敏原如药物、花粉、某些食物等引起的哮喘称为外源性哮喘；由肺、脾、肾功能受损引起的哮喘称为内源性哮喘。

【临床症状】

临床上表现为发作性的喘息、气急、胸闷或咳嗽等症状，伴哮鸣音并以呼气为主的呼吸困难，少数患者还可能以胸痛为主要表现，多在夜间和（或）凌晨发生。

【特效穴位按摩】

1. 定喘穴

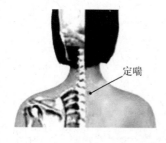

定喘

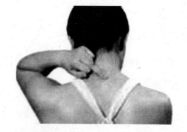

定喘穴位于后正中线上，第 7 颈椎棘突下定大椎穴，旁开 0.5 寸外。具有止咳平喘，通宣理肺的功效，是专门治疗哮喘的奇效穴位，每天用中指点按 100 次，有很好的止喘功效。

2. 肺俞穴

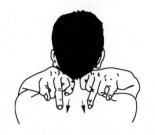
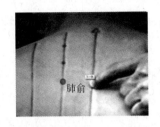

肺俞穴属足太阳膀胱经穴,又为肺经的俞穴。位于第 3 胸椎棘突旁开 1.5 寸,取穴时低头,项部最高隆起处向下数第三个突起下左右旁开二指宽处。具有调补肺气,补虚清热,养阴清肺的功效,是治理哮喘的要穴,用双手中指指端点按,按压此穴时可做长久停留。

3. 云门、中府穴

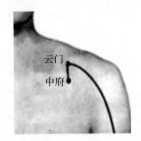
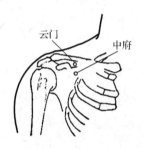

云门穴位于胸前正中线旁开 6 寸,锁骨下缘处,当双手叉腰时,在锁骨外端下缘出现一个三角形的凹陷,其中心即是云门穴,具有肃降肺气,清肺理气的功效。云门穴下一寸便是中府穴,中府穴为肺经募穴,其功能是肃降肺气,和胃利水,止咳平喘。每天早起后、晚睡前,端坐,以大拇指或食指分别按摩中府穴、云门穴各 10 分钟左右,然后再由中府穴向上直推至云门穴 10 分钟,力度以穴位处有酸麻胀感为宜,每天 2～3 次,坚持规律按摩,可有效治疗哮喘。

【特效按摩法】

(1) 站立,全身放松。左右手交替拍打胸部膻中穴周围,左右手交替为 1 次,共 30 次。拍打的同时做半蹲运动,拍打一下半蹲一下,每天早晚各做一次。

（2）用手指从天突穴缓慢推向膻中穴，往返推动 2～3 分钟。接着食指和中指并拢，指腹按揉天突、膻中、中脘穴各 2 分钟。最后拇指指腹按揉定喘、大椎、肺俞、肾俞各 2 分钟。手法以轻柔开始，逐渐加大力度，直至感到酸胀。

（3）腹式呼吸法：所谓腹式呼吸，就是让肚子鼓起、收缩的呼吸方式，诀窍则是慢慢地做。在固定的时间里，做腹式呼吸运动，一天一次，每次 5 分钟，对治疗哮喘是非常有效的方法。

【专家建议】

（1）平时要注意防寒保暖，加强营养，增强锻炼体质，预防感冒。远离能够引起哮喘的过敏原，比如室内尘土、棉絮、烟和花粉等。

（2）饮食中要避免食用以前没有吃过的东西，多吃一些新鲜的蔬菜和水果，如萝卜、南瓜、丝瓜、黄瓜、苦瓜、西瓜、冬瓜、西红柿、梨、柑橘、枇杷果等。可以多吃一些养肺补肺食品如芝麻、核桃仁、熟杏仁、蜂蜜、木耳、冬菇等。

（3）哮喘患者不要穿腈纶、涤纶等化学纤维衣料及羊毛内衣、鸭绒背心、动物皮毛衣物，这些衣物易引起过敏、荨麻疹、哮喘。在衣料的选择上，哮喘病人的内衣以纯棉织品为宜，且要求面料光滑、柔软平整，衣服不宜过紧。

（4）保持平静的心态，避免情绪刺激。

✳ 感冒

感冒，俗称"伤风"，是由多种病毒引起的最常见的急性呼吸道感染性疾病，一年四季皆可发病，尤其冬春季最多。由于发病率高，任何人在任何年龄都有可能患病，并有可能并发其他疾病，所以应引起足够的重视。穴位按摩不仅能预防感冒，还有治疗感冒的功效。

【临床症状】

表现为咽部干痒或肿痛、鼻塞、流涕、喷嚏、咳嗽、声音嘶哑等局部症状，严重时还表现出发热、畏寒、头痛、肌肉痛、食欲缺乏及疲乏无力等症状。

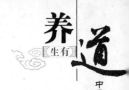

【特效穴位按摩】

1. 风池穴

风池穴位于颈后枕骨的下缘,与风府穴相平,胸锁乳突肌与斜方肌上端之间的凹陷处。用双手拇指指尖分别放在同侧风池上,其余四指放在头部两侧,适当用力揉按约1分钟。可起到清热、疏风解表的作用,适合热感冒患者。

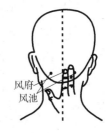

2. 大椎穴

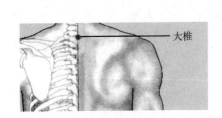

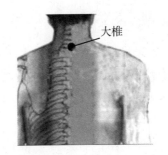

大椎穴位于颈后正中部位,第7颈椎棘突下的凹陷处。用食指、中指用力揉100~200下,使穴位达到酸麻的感觉,也可以起到缓解和治疗感冒的作用,特别适合治疗感冒后的高热不退症状。

3. 肩井穴

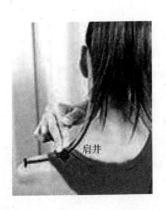

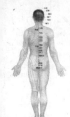

肩井穴位于颈部到肩端的中间部位,肌肉较丰富。两手拇指在前,食指和中指在后,提拿对侧该穴10次即可。此法可起到疏风及散寒解表的作用,尤其适合风寒感冒患者。

4. 迎香穴

迎香穴位于鼻翼旁开约1厘米皱纹中。当鼻塞不通时,可用两手的食指按住鼻翼两侧的迎香穴,按照顺时针和逆时针的方向各搓摩36次,会有酸胀感向额面放射。每日可多做几次,可缓解鼻塞。

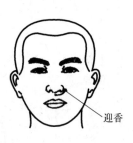

迎香

【特效按摩法】

头部按摩法:用双手的食指指端点揉迎香、太阳、风府各穴。每穴3分钟,力度以酸中透着舒适为准,再用双手的鱼际部,揉搓鼻腔两侧由迎香穴至印堂穴的感冒敏感区,以局部红、热为度。

搓手法:对搓两手大鱼际,直到搓热为止。一只手固定,转另一只手的大鱼际,两手上下交替。两个大鱼际向相反方向对搓,大约搓1～2分钟,整个手掌便会发热,这样可促进血液循环,增强体质,预防感冒。

足部按摩法:用一手食、中两指,用力点住同侧足三里穴,慢慢揉动数十次。再用另一只手点揉另一侧的足三里穴。接着按摩足心涌泉穴,用手掌根推涌泉穴至热极,有疏风散热、扶正祛邪的作用,可增强人体免疫力,预防感冒。

【专家建议】

(1) 勿着急服用抗生素,否则容易增强病菌的耐药性。

(2) 注意保暖,治疗期间不要再受寒邪。

(3) 多休息,不要过度疲劳,以避免感冒并发症的出现。

(4) 多饮开水,少吃油腻食物。

✳ 慢性鼻炎

慢性鼻炎是鼻黏膜及黏膜下层的慢性炎症,是常见的多发病,由急性鼻炎发展而来。与细菌继发感染、治疗不彻底和反复发作有关。其主

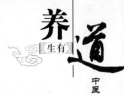

要特点是炎症持续3个月以上或反复发作，迁延不愈，间歇期亦不能恢复正常，伴有不同程度的鼻塞，分泌物增多，鼻黏膜肿胀或增厚等障碍。慢性鼻炎危害很大，长期间歇性或交替性鼻塞，导致头昏脑涨，严重影响睡眠、工作和学习，可引起多种并发症。

【临床症状】

患者经常会出现间歇性或交替性鼻塞，流清水涕或黏脓涕，鼻痒，喉部不适，咳嗽、嗅觉下降、头昏等症状。多数人还有头痛、食欲缺乏、易疲倦、记忆力减退及失眠等症状。

【特效穴位按摩】

1. 迎香穴

迎香穴位于鼻翼旁开约1厘米皱纹中。当鼻塞不通时，可用双手食指点按鼻翼两侧的迎香穴100次，以有压痛感为宜。可有效改善血液循环，缓解鼻塞症状。

2. 肺俞穴

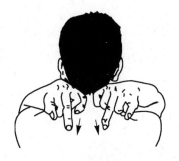

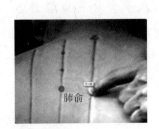

肺俞

取穴时低头，项部最高隆起处向下数第三个突起下左右旁开二指宽处。用双手食指、中指点按两侧肺俞穴100次，可促进鼻组织毛血管扩张，增高局部组织通透和代谢作用，有利于鼻分泌物的排除，消除水肿及炎症，有效治疗和预防慢性鼻炎。

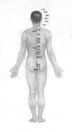
3. 通天穴

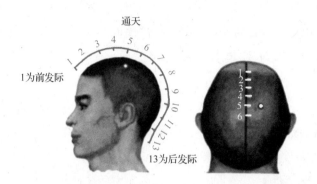

通天

1为前发际

13为后发际

通天穴位于前发际正中直上4寸,旁开1.5寸。用拇指、食指点按左右通天穴50次,力度稍重,以胀痛为宜,对治疗鼻塞、鼻出血,流浊涕有很好的效果。

【特效疗法】

搓揉穴位法:

(1) 用双食指的外侧来回地搓鼻梁两侧的上下,共搓200下,搓揉到鼻梁有发热的感觉。

(2) 用双手食指尖点揉鼻翼两侧的迎香穴,共揉动200下。

(3) 用左手的大拇指和食指上下揉动右手的合谷穴(位于拇指与食指分叉的凹陷处)200下,再用右手的大拇指和食指上下揉动左手的合谷穴200下。

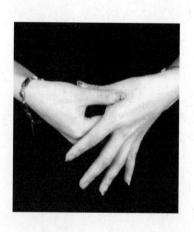

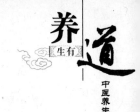
长期坚持，具有很好的治疗与预防慢性鼻炎的效果。

按摩保健操：有效预防鼻炎。

准备姿势：上身端正坐位，眼平视前方，注意力集中，全身放松，双手手掌搓热。

第一节：以双手拇指分别按住两边风池穴，其余手指可包住头部，旋转揉按4个8拍（旋转1次为1拍）。

第二节：以右手食、中指旋转揉按百会穴4个8拍。

第三节：以双手食指旋转揉按太阳穴两个8拍。

第四节：用双食指按压印堂穴，然后沿眉骨下方向外推至太阳穴两个8拍。

第五节：以双手食指旋转揉按睛明穴两个8拍。

第六节：以双手食指旋转揉按迎香穴两个8拍。

第七节：搓热双手小鱼际，从上到下来回按摩睛明和迎香两穴位两个8拍。

第八节：最后，再次搓热双手手掌，以掌面从内到外按摩整个面部，以温热为度。

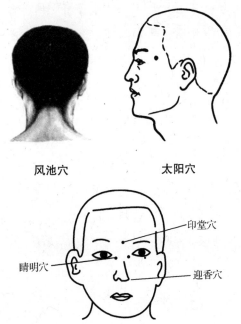

风池穴　　　　　太阳穴

睛明穴　　印堂穴　　迎香穴

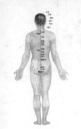
【专家建议】

（1）戒烟酒，注意饮食卫生和环境卫生，避免粉尘长期刺激。

（2）避免长期使用鼻腔减充血剂。

（3）用盐水洗鼻可以有效地清洁鼻腔，能调节鼻的湿度和促进鼻腔的血液循环。

（4）应注意锻炼身体，参加适当的体育活动。

（5）注意气候变化，预防感冒，及时增减衣服。

（6）应尽量避免出入人群密集的场所，并注意戴口罩。

✳ 慢性咽炎

慢性咽炎为咽部黏膜、黏膜下及淋巴组织的慢性炎症，是慢性上呼吸道炎症的一部分，多见于成年人、病程长、症状顽固、不易治愈。急性咽炎的反复发作是导致慢性咽炎的主要原因。如果不及时治疗或者久治不愈容量导致支气管炎、急性喉炎等疾病，引发其他器官的损伤，从而影响人们正常的生活。

【临床症状】

慢性咽炎表现为咳不出、咽不下、嗓子干、痒、痛，有异物感，晨起刷牙恶心、干呕，声带容易疲劳、声音嘶哑、睡觉打鼾、呼吸不畅、胸口发闷、发慌，咽部附着黏性痰液等症状。慢性咽炎患者，因咽部分泌物增多，常有清嗓动作，吐白色痰液。

【特效穴位按摩】

1. 廉泉穴

廉泉穴位于人体的颈部，当前正中线上，喉结上方，舌骨上缘凹陷处。用拇指指面按揉 100 次，手法轻柔，有酸胀感为佳。按揉廉泉穴有清热利咽的功效，可使人咽部感觉舒适，呼吸畅快。

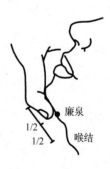

廉泉
1/2
1/2
喉结

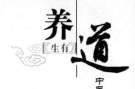

2. 天突穴

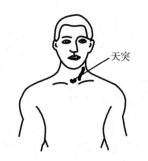

天突穴位于颈部前正中线上,胸骨上窝凹陷处。天突穴是气息出入的要塞,用中指指端按揉100次,手法轻柔,可宣肺平喘,清音利痰,改善慢性咽炎效果显著。

3. 少商穴

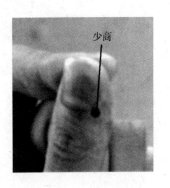

少商穴位于拇指桡侧指甲角旁0.1寸。用一手拇指点按另一手少商穴100次,手法轻柔,有酸胀感为佳,可通肺经经气、清肺逆、利咽喉,有效缓解慢性咽炎引起的咽喉肿痛现象。

【特效疗法】

(1)用中指指端点揉廉泉穴(喉结上方,舌骨上缘凹陷处)、翳风穴(垂后下缘凹陷处)、下关穴(面部耳前方,当颧弓与下颌切迹所形成的凹陷处,合口有孔,张口即闭)各100次。

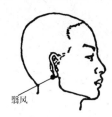
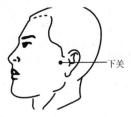

(2)用力拿捏大鱼际(手掌内大拇指根部肌肉丰实处)、少商(大拇指外侧距指甲角0.1寸处)、合谷穴(虎口上,第二掌骨桡侧中点)各20~30次。

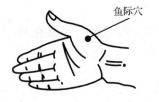
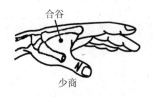

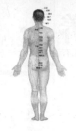

（3）用双手大鱼际按揉太阳穴 50 次。

（4）拿捏太溪（足内侧，内踝高点与跟腱之间凹陷中）、太冲穴（足背第 1、2 趾缝间向上 1.5 寸处）各 30～50 次。

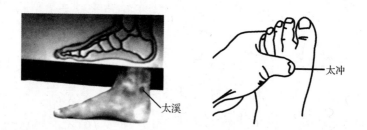

（5）用拇指罗纹面推下桥弓（耳后翳风至锁骨上窝中成一直线）左右各 10 次。

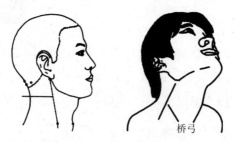

（6）用力拿捏风池穴（后发际颈椎两侧凹陷处）10 次。

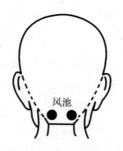

（7）用中指指端按压廉泉、翳风穴，各振动 1～2 分钟。

注：采用上述疗法每天按摩一次，10 次为一个疗程。一般坚持 1～3 个疗程可获得显著效果或痊愈。

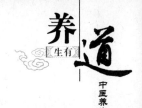

【专家建议】

（1）不要乱吃抗生素。

（2）戒烟禁酒，忌辛辣食物，少食煎炒和有刺激性的食物，多喝一些开水。

（3）经常开窗通风，保持室内合适的温度和湿度。

（4）多参加体育锻炼，提升自身抵抗力，避免呼吸道感染。

（5）坚持早晚用盐水漱口，纠正张口呼吸的不良习惯。

（6）起居有规律，保持良好的心情、充足的睡眠。

✳ 慢性胃炎

慢性胃炎是指由不同病因引起的各种慢性胃黏膜炎性病变，是消化系统最常见的多发病，发病率居各种胃病之首，常见的是慢性浅表性胃炎、慢性糜烂性胃炎和慢性萎缩性胃炎。其实质是胃黏膜上皮遭受反复损害后，由于黏膜特异的再生能力，以致黏膜发生改建，最终导致不可逆的胃的萎缩，消化功能失调。本病可由长期饮食不规律、免疫功能失调、烟酒过度、长期服用一些药物所致，也可由急性胃炎转化而来。此病男性多于女性，随年龄增长发病率逐渐增高。

【临床症状】

最常见的症状是胃部疼痛和饱胀感，同时伴有不同程度的消化不良症状如上腹隐痛、食欲减退、餐后饱胀、反酸、嗳气、恶心等。慢性萎缩性胃炎患者可有贫血、消瘦、舌炎、腹泻等，黏膜糜烂者上腹痛较明显，并可有出血，如呕血、黑便。症状常常反复发作，无规律性腹痛，疼痛经常出现于进食过程中或餐后，多数位于上腹部、脐周、部分患者部位不固定，轻者间歇性隐痛或钝痛、严重者为剧烈绞痛。

【特效穴位按摩】

1. 中脘穴

中脘穴位于上腹部，前正中线上，脐中上 4 寸处。胸骨下端和肚脐连接线中点即为此穴。双掌重叠或单掌按压在中脘穴上，顺时针或逆时针方向缓慢行圆周推动 2～5 分钟。按摩中脘穴时应注意手下与皮肤之

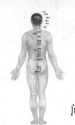

间不要出现摩擦,即手掌始终紧贴着皮肤,带着皮下的脂肪、肌肉等组织做小范围的环旋运动,使腹腔内产生热感为佳。以饭后半小时做最好,力度不可过大。中脘穴是四条经脉的会聚穴位,同时号称胃的"灵魂腧穴",具有健脾和胃、补中益气之功,主治各种胃腑疾患。尤其对缓解胃痛和治疗消化不良十分有效。

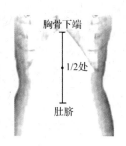

2. 胃俞穴

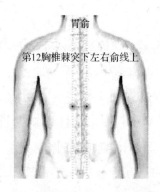

胃俞穴位于背部,当第 12 胸椎棘突下,旁开 1.5 寸即左右旁开二指宽。用双手拇指按压胃俞穴,在用力按压的同时做环旋揉动。力度要适中,不宜过大或过小,以有胀痛感为宜,每次 3 分钟左右,对治疗胃肠病有疗效。

3. 足三里穴

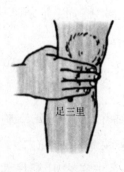

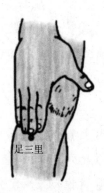

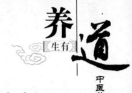

足三里穴位于小腿前外侧外膝眼(犊鼻穴)下3寸,胫骨前嵴外侧一横指处。用双手拇指按压足三里,以有酸胀感为宜,按压6秒钟将手离开一次,重复10~20次。按摩此穴可调动胃经的气血运行,促进胃酸分泌,起到调中气、理脾胃、疏风化湿的作用,有效改善慢性胃炎的疼痛等症状。

4. 公孙穴

公孙穴位于足内侧缘,第1跖骨基底部的前下方,赤白肉际处。用拇指指尖部按压该穴5秒钟后放松3秒,然后继续按压,反复30次,力度以感觉酸胀能够忍受为度。此穴是八脉交会穴,具用健脾化食,和中消积的作用,常用于治疗急慢性胃炎。

公孙

【特效疗法】

(1) 双手重叠,用手掌掌面从胸窝部位向巨阙穴(位于上腹部,前正中线上,当脐中上6寸处)位施行摩法、擦法,反复做5分钟。

(2) 食指、中指、无名指三指并拢,沿着身体前面正中线的任脉,上下、反复按摩3分钟,力度以适中、无痛感为度。

(3) 用中指指端按揉中脘、神阙(即肚脐)、巨阙穴各3分钟,以有酸胀感为宜。

(4) 用右手掌心向下平放于神阙穴,左手轻压于右手背上,用轻力以顺时针方向沿脐周按揉,连续按摩30圈,然后更换左右手位置,再反方向按摩30圈,以腹部有温热感为宜。

(5) 用指端用力依次揉按膈俞、肝俞、脾俞和胃俞穴,力度以穴位有酸胀感为宜,上下反复做5次。

(6) 用拇指指尖朝垂直方向,用掐法揉压内关穴1~2分钟,以有酸胀感受为宜。

【专家建议】

(1) 保持精神愉快,合理安排生活起居,避免过度劳累。

(2) 戒烟忌酒。

(3) 慎用、忌用对胃黏膜有损伤的药物。

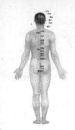
（4）积极治疗口咽部感染灶。

（5）注意饮食，过酸、过辣等刺激性食物及生冷不易消化的食物应尽量避免，饮食时要细嚼慢咽，宜按时定量、营养丰富。忌服浓茶、浓咖啡等有刺激性的饮料。

✳ 高血压

高血压是一种以体循环收缩压和（或）舒张压持续升高为主要临床表现的全身性慢性血管疾病。在安静状态下，收缩压超过 140 mmHg 或舒张压超过 90 mmHg，即为高血压。高血压是多种心、脑血管疾病的重要病因和危险因素，常引起心、脑、肾等重要器官结构与功能的病变并出现相应的后果，脑卒中、心肌梗死、心力衰竭及慢性肾脏病是其主要并发症。

【临床症状】

高血压病的最初症状多为疲乏，时有头晕，烦躁，注意力不集中，记忆力减退，休息后可消失。血压明显升高时，可出现头晕加重，心悸、肢体麻木、头痛，多为持续性钝痛或搏动性胀痛，甚至有炸裂样剧痛等症状。甚至出现恶心、呕吐、呼吸困难、意识模糊、昏迷等症。

【特效穴位按摩】

1. 太冲穴

太冲穴位于足背侧，第 1、2 跖骨结合部之前凹陷处。用拇指指腹按压或牙签圆头（注意不是尖的一头）点按该穴 5～8 分钟，按压力度可稍大，以有酸胀痛感为佳。刺激太冲穴可以疏肝理气，达到平肝降压的效果。

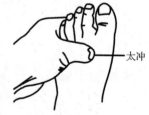

2. 人迎穴

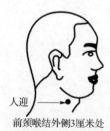

人迎穴位于颈部，喉结旁，颈总动脉搏动处，前颈喉结外侧大约 3 厘米处。先用右手食指点按左侧的人迎穴 30 次，再用左手食指点按右侧的人迎穴 30 次，两侧交替进行。血压升高时用食指急按其处，可调节心脏排血量，能使血压即时下降。

人迎
前颈喉结外侧3厘米处

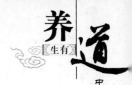

3. 涌泉穴

涌泉穴位于足前部凹陷处第 2、3 趾趾缝纹头端与足跟连线的前1/3处。坐在床上,两脚心相对,用两手拇指指腹自脚跟向上推至涌泉穴,前

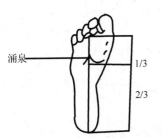

后反复的推搓,直至脚心发热为止。或取坐位,将一条腿放在另一条腿上,同侧手托住脚踝,对侧手用小鱼际肌在涌泉穴做上下推擦,直至脚心发热为止,再换另一条腿。经常按摩此穴,能滋养肾阴、平降肝阳,达到降压的目的。

4. 桥弓穴

桥弓穴位于人体脖子两侧的大筋上,下颌角到锁骨上窝一条线。先用右手推左侧的桥弓穴,再用左手推右侧的桥弓穴,两侧交替进行,可推按1～2分钟。然后分别对左右两侧的桥弓穴进行揉、拿,时间为 4～6 分钟。按摩的手法要求尽量柔和、均匀、有力、深透,手指要温暖,不要留长指甲。通过对桥弓穴上颈动脉窦的刺激可以使人的心率减慢、血管扩张,从而反射性地降低血压。

【特效疗法】

(1)头部按摩法

①按压百会穴 50 次,力度适中,以胀痛为宜。

②按揉颈部的天柱、人迎、天鼎各50～100 次,力度以酸痛为宜。

③用拇指指腹面向下直推桥弓,先左后右,各 10～20 次。

④两手虎口相对,分开,放在耳上发际,食指在前,拇指在后,由耳上发际推向头顶。两虎口在头顶上会合时,把头发往上提,反复推发 10 次,稍用力。

⑤两掌自前额像梳头样向脑部按摩,至后颈时两掌手指交叉,以掌根挤压后颈 10～20 次。

(2)降压保健操

①预备动作:坐在椅子或沙发上,自然端正,正视前方,两臂自然下

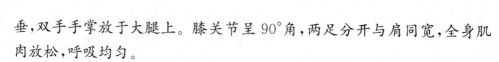

垂,双手手掌放于大腿上。膝关节呈90°角,两足分开与肩同宽,全身肌肉放松,呼吸均匀。

②按揉太阳穴,顺时针旋转,一周为一拍,约做32拍。此"按揉法"的功效可疏风解表、清脑明目、止头痛。

③按摩百会穴:用左或右手掌紧贴百会穴旋转,一周为一拍,共做32拍。此法可降血压、宁神清脑。

④按揉风池穴:以双手拇指螺纹面按揉双侧风池穴,顺时针旋转,一周为一拍,约做32拍。

⑤摩头清脑:两手五指自然分开,用小鱼际从前额向耳后分别按摩,从前至后弧线行走一次为一拍,约做32拍。此法功效:舒筋通络,平肝息风,降血压,清脑。

⑥揉曲池穴降血压:先用右手再换左手先后按揉肘关节处曲池穴,旋转一周为一拍,共做32拍。此法功效可清热、降血压。

⑦揉关宽胸:先用右手大拇指按揉左手内关穴,然后用左手按揉右手内关穴,以顺时针方向按揉一周为一拍,共做32拍。功效为舒心开胸。

⑧引血下行:分别用左右手拇指按揉左右小腿足三里穴,旋一周为一拍,共32拍。此法功效为揉里活本,健脾和胃,引血下行。

⑨扩胸调气:两手放松下垂,然后握空拳,屈肘抬起,提肩向后扩胸,最后放松还原。

按摩时穴位要准确,以局部酸胀、皮肤微红为度。第一、二期高血压患者每天持续做2～3遍,可达到降压、清脑、宽胸、安神等功效。

【专家建议】

(1)节制饮食,少吃盐,限制脂肪的摄入,多吃含钾、钙丰富而含钠低的食品。

(2)在医生的指导下进行适量的运动。尽量避免吸烟、饮酒及刺激性食物。

(3)生活要有规律,保持情绪稳定、睡眠充足,避免精神刺激因素的不良影响,不宜过度疲劳。

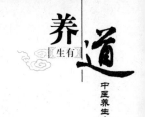
（4）耐心治疗，按时就医，坚持用药，定期的复测血压。

✳ 糖尿病

糖尿病是内分泌系统的一组以高血糖为特征的代谢性慢性疾病，是由遗传和环境因素相互作用而引起的常见病。主要是因体内胰岛素分泌不足或者对胰岛素的需求增多，引起了血糖升高、尿糖，碳水化合物、蛋白质、脂肪、电解质和水的代谢紊乱，并出现了脑、心脏、神经、眼、肾脏等并发症。1型糖尿病多发生于青少年，依赖外源性胰岛素补充以维持生命；2型糖尿病多见于中、老年人，表现为机体对胰岛素不够敏感，即胰岛素抵抗。中医学称之为"消渴症"或"三消证"。

【临床症状】

典型症状为"三多一少"，即多饮、多尿、多食和消瘦。即使饮食规律，也常会有饥饿感。此外还常表现出无原因的疲乏无力、困倦、皮肤瘙痒、视力减退、性功能障碍等症状。

【特效穴位按摩】

1. 肾俞穴

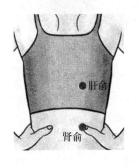

肝俞

肾俞

肾俞穴位于第2腰椎棘突下，左右二指宽处。用双手拇指按揉双侧肾俞穴，至出现酸胀感，且腰部微微发热。此穴与肾脏相通，具有疏经益气、补肾益精的功效，对人体器官进行综合调理，减少和改善由血糖高引起的脏器功能损伤，防止各种并发症。

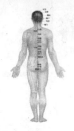

2. 脾俞穴

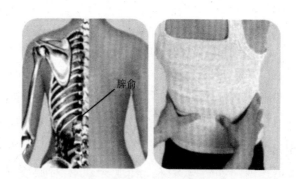

脾俞穴位于第 11 胸椎棘突下,左右旁开两指宽处。用双手拇指点按脊柱两侧脾俞穴 50 次,稍用力,以有胀痛感为宜。具有健脾和胃、利湿升清功效,能够提高胰脏的功能,促进胰岛素的分泌,从而改善糖尿病。

3. 胰俞穴

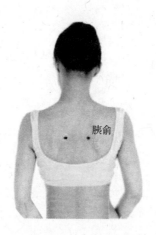

胰俞穴位于背部第 8 胸椎棘突下,旁开 1.5 寸处,肩胛骨下角下面约两指的地方。用双手拇指点按揉,稍用力,有酸麻胀痛感为宜,每次按揉 1～3 分钟。胰俞是经外奇穴,它是治疗消渴(糖尿病)的经验效穴,按摩可促进胰岛素分泌,加速糖的利用和吸收,改善微循环,有效降低血糖。

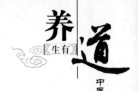

4. 然谷穴

然谷穴位于内踝前下方,足舟骨粗隆下方凹陷中。用大拇指用力往下按,以穴位周围以及整个腿部肾经上都会有强烈的酸胀感为宜,按下去后马上放松,等酸胀感消退后,再接着按,重复按 50 次。两侧的然谷穴可以同时进行。然谷穴可调节脾胃功能,促进消化,降低血糖,是改善糖尿病的常用穴。

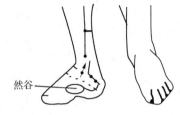

然谷

【特效疗法】

自我按摩法:

(1) 按摩背部:用双手沿背部脊柱两旁自上而下摩擦,主要摩擦膀胱经上的俞穴,反复 10 次,以局部感到有温热感为佳。

(2) 按摩腹部:先用手掌掌面紧贴腹部,两手交替地自胸骨下至中极穴(位于肚脐下方一横掌处)稍用力推擦 2 分钟左右。再用手掌的掌根从一侧腰部用力推擦至另一侧腰部,然后改用五指指腹勾擦回远处,按摩 3 分钟左右。最后用手掌掌心绕肚脐按顺时针方向摩擦腹部 3 分钟。

(3) 抱颤腹部:双手自然交叉,两个手掌的掌根按在双侧大横穴(位于肚脐两侧的一个横掌处)上,双手小拇指按在关元穴上(位于肚脐下方四个手指处),双手手指抵住中脘穴(位于肚脐上方一横掌处),位置找好后,把手放在这个地方微微的往下一压,然后上下快速的颤动,这个动作应该至少每分钟超过 150 次。有规律地振动腹部 5 分钟左右。

(4) 点揉腹部穴位:用拇指点揉中脘穴(肚脐上方一横掌处)、气海穴(肚脐正下方两横指处)、天枢穴(肚脐两旁两横指处)各 1 分钟左右。

(5) 按摩肾区:用双手掌置于腰部肾俞穴(第 2 腰椎棘突下套开 1 寸半),上下加压摩擦肾区各 40 次,再采用顺旋转、逆旋转摩擦各 40 次。以局部感到有温热感为佳。

(6) 擦揉脚踝内侧:先用大拇指在内踝和跟腱处进行擦揉,每侧 4 分钟左右。再用拇指揉捻两侧三阴交(内踝上三寸)各 2 分钟。

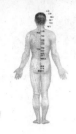
【专家建议】

（1）保持精神安静，避免过度紧张，防止情绪波动，积极配合医生治疗。

（2）坚持适当运动，采取适合自己的运动方式，重视劳逸结合。

（3）注意饮食节制，规则进食，不可过饥过饱，少食甜食，禁忌辛辣刺激食物，限制饱和脂肪的摄入。

（4）规律作息时间，按时起居，定期检查血糖、尿糖、肝功、血常规等。

（5）控制体重，每周按时测量体重，作为计算饮食和观察疗效的依据。

✳ 痛经

痛经系指女性经期前后或行经期间，出现下腹部痉挛性疼痛，并伴有全身不适，严重影响日常生活的一种疾病。痛经分为原发性和继发性两种，周期性月经期痛但妇科临床检查盆腔器官无明显器质性病变，称原发性痛经，也称功能性痛经。盆腔器官有明显器质性病变，常见于内异症、肌瘤、盆腔炎症性疾病、子宫腺肌病、子宫内膜息肉和月经流出道梗阻等，称继发性痛经。

【临床症状】

周期性发生下腹部胀痛，冷痛，灼痛，刺痛，隐痛，坠痛，绞痛，痉挛性疼痛，撕裂性疼痛，疼痛延至骶腰背部，甚至涉及大腿及足部，历时1/2～2小时，疼痛部位多在下腹部，重者可放射至腰骶部或股内前侧。严重时还会出现面色发白、四肢冰凉、冷汗淋漓、全身无力、头痛头晕，恶心呕吐、胃痛腹泻、虚脱昏厥等症状。

【特效穴位按摩】

1. 三阴交穴

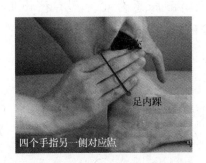

足内踝

四个手指另一侧对应点

三阴交穴位于小腿内侧,当足内踝尖上3寸,胫骨内侧缘后方。用左手拇指指腹揉捻右三阴交穴,有酸胀感为宜,1分钟后再换右手拇指指腹揉捻左三阴交1分钟。具有交通心肾,引火下行的作用,对所有妇科疾病疼痛均有缓解作用。

2. 气海穴

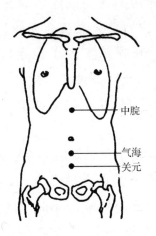

中脘

气海
关元

气海穴位于体前正中线,肚脐正下方1.5寸。用食指、中指指腹点揉此穴1分钟,以感觉酸胀为宜,气海有"一穴暖全身"之誉称,具有增强免疫、安定精神、调经、养血、止痛的作用。

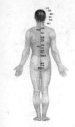
3. 关元穴

关元穴位于下腹部、前正中线,肚脐下 3 寸。用食指、中指指腹按揉此穴 1 分钟,以穴位处有酸胀感为宜。具有补肾壮阳、理气和血等作用,能有效缓解痛经的各种症状。

4. 太冲穴

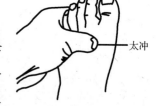

太冲穴位于脚大趾与第 2 趾之间。用左手拇指指腹揉捻右太冲穴以有酸胀感为宜,1 分钟后再换右手拇指指腹揉捻左太冲穴 1 分钟。具有明显疏肝行气止痛的作用,不仅可以治疗痛经,还可以治疗一切妇科疾病。

【特效疗法】

(1)用双拳以适中的力量轻轻叩打自己的后腰及骶骨部位,速度均匀,左右交替,以 100 次/分频率进行,叩至微热为度。

(2)双拇指交替按压腰骶部和腰部脊柱两侧,反复 5~6 遍。

(3)点揉肾俞(在后腰,与肚脐相平,脊椎旁边 1.5 寸,左右各一穴)、腰阳关(脊椎与髋骨两侧最高点连线的交点)和命门(当后正中线上,第 2 腰椎棘突下凹陷中),每穴点压 3 分钟。

(4)用拇指揉气海(肚脐正下方 1.5 寸)、关元(肚脐正下方 3 寸处)、中极(肚脐正下方 4 寸处),每穴 2 分钟。

(5)用拇指指端螺纹面依次点按其双侧三阴交穴,每穴点按 1 分钟,至有酸胀感为度。

(6)双手相叠置于小腹中间,以缓慢而轻柔的动作摩腹,频率控制在每分钟 10 次左右,直至小腹内有热感为宜,摩腹 5 分钟后,再以双手在小腹两侧从后向前做单方向斜擦,方向朝向腹股沟,以透热为度。

说明:自我按摩治疗痛经,一般在经前 5~7 天开始治疗,每天 1 次,月经来潮后停止,待下次月经来潮前再施手法治疗,连续治疗 3 个月为 1 个疗程。

治疗痛经的按摩操:

第一节:预备式:患者取平卧位,双目微闭,将呼吸调匀。将右手掌

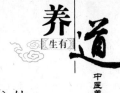

心向下,轻轻地放在下腹部,将左手叠放在右手上。静卧1～3分钟。

第二节:分摩耻骨:将双手掌心向下,分别放在耻骨的两侧。然后稍稍用力地按摩耻骨。可连续按摩1分钟左右。

第三节:团摩脐周:将右手掌心向下放在肚脐上,将左手叠放在右手上。然后按顺时针的方向绕肚脐按摩,可连续按摩1分钟左右,以脐周有发热感为宜。

第四节:按揉关元穴:将左手的拇指伸出,让其余四指握半拳。然后用左手拇指的指尖稍稍用力地按揉关元穴(脐下三寸处),可连续按揉1分钟左右。

第五节:按揉中脘穴:将左手掌心向下放在肚脐上方的中脘穴上(脐上四寸,肚脐与胸骨剑突连线的中点处),将右手叠放在左手上。然后适当用力地按揉中脘穴,可连续按揉1分钟左右。

做完前五节操后,可坐起休息30秒左右,然后取坐位做后五节操。

第六节:摩擦腰骶部:将双手分别放在腰部的两侧(双掌对着双肾),然后稍稍用力地摩擦腰骶部,可连续摩擦1分钟左右,以腰部皮肤有发热感为宜。

第七节:按压足三里穴:将双手的拇指分别放在同侧的足三里穴上(外膝眼下3寸,胫骨外缘约1寸处),然后稍稍用力地按压足三里穴,可连续按压1分钟左右。

第八节:按揉三阴交穴:将双手的拇指分别放在同侧的三阴交穴上(内踝尖直上3寸处),然后稍稍用力地按压三阴交穴,可连续按压1分钟左右。

第九节:掐按合谷穴:用左手的拇指和食指稍稍用力地掐按右手的合谷穴(虎口处),可连续掐按1分钟左右,然后照此方法用右手掐按左手的合谷穴。

第十节:按揉阳陵泉穴和阴陵泉穴:将双手的拇指分别放在右腿的阳陵泉穴(腓骨小头前下方的凹陷处)和阴陵泉穴(膝内侧胫骨结节下方的凹陷处,与阳陵泉穴相对)上。然后稍稍用力地按揉阳陵泉穴和阴陵泉穴,可连续按揉1分钟左右。然后照此方法按揉左腿的阳陵泉穴和阴

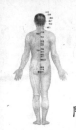

陵泉穴。

说明：此套按摩操对原发性痛经的治疗效果较好，但对继发性痛经的治疗效果较差。原发性痛经患者可在每次月经到来前的一周开始做此按摩操，每隔一天做一次（至月经到来时共做3次）。按摩时的手法要柔和，切忌使用重手法。

【专家建议】

（1）加强锻炼，增强体质。避免重体力劳动及剧烈运动。

（2）少食生冷、辛辣等刺激食品，月经来潮前3~5天内饮食以清淡食物为主。

（3）起居注意劳逸结合，月经将临或经行之际，注意保暖，避免受寒。经行怕冷者可服红糖姜茶，或用热水袋、电热饼敷下腹部取暖。

（4）尽量避免忧虑、恐惧、紧张的心态，放松和调节好情绪。

✳ 便秘

便秘是由于食物残渣在大肠内停留时间过久，水分被过量吸收，以至于粪便变得干燥坚硬，正常的排便规律被打乱，排便次数减少，间隔时间延长，大便难于排出。如果每周排便次数少于3次，并伴有明显的排便困难，称为便秘。便秘是百病之源，排便就是排毒，如果排泄不畅，毒素无法及时排出，废物滞于肠中并被吸收进入血液，一定会引起各种内脏功能失调。

【临床症状】

便意少，便次也少；排便艰难、费力；排便不畅；大便干结、硬便，排不尽；并伴有腹痛或腹部不适。部分患者还伴有失眠、烦躁、多梦、抑郁、焦虑等精神心理障碍。

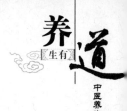

【特效穴位按摩】

1. 天枢穴

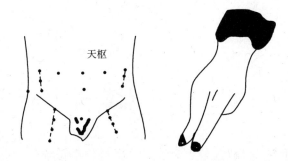

天枢

天枢穴位于人体中腹部,肚脐两侧2寸处,属足阳明胃经穴,又是手阳明大肠之募穴。具有调理肠胃、行气活血之效,尤其适宜气滞所致之便秘。两手食指和中指点按10～15分钟,每日两次。

2. 足三里穴

足三里穴位于小腿前外侧外膝眼(犊鼻穴)下3寸,胫骨前嵴外侧一横指处。属足阳明胃经之合穴。具有调理脾胃、疏通经络、解痉止痛之效,并有强壮作用,尤其适宜气血亏虚所致之便秘。拇指按揉10～15分钟,以有酸胀感为宜,每日两次。

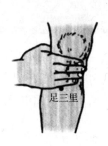

足三里

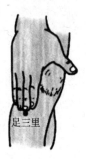

足三里

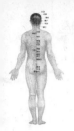
3. 支沟穴

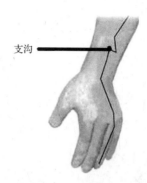

支沟

支沟穴位于腕背侧横纹上 3 寸,尺骨与桡骨之间。属手少阳三焦经之经穴。具有清三焦热、通关开窍、疏经活络之效,适用于习惯性便秘。拇指点按 10～15 分钟,以感觉酸胀为宜,每日两次。

4. 大肠俞

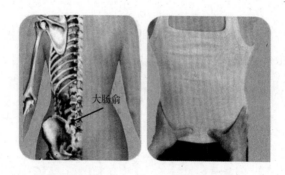

大肠俞

大肠俞位于腰部,第 4 腰椎棘突下旁开 1.5 寸处。属足太阳膀胱经穴,系大肠在背之腧穴。具有通调大肠气机的作用,可用于燥热伤津所致之便秘。拇指点按 10～15 分钟,每日 2 次。

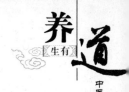

5. 三阴交

三阴交位于内踝尖直上 3 寸,胫骨内侧缘后方凹陷处。属足太阴脾经穴,系足太阴脾经、足厥阴肝经和足少阴肾经之会穴。具有健脾益气、调补肝肾之效,应用极为广泛,尤适用于女性便秘患者。拇指按揉 10～15 分钟,每日两次。

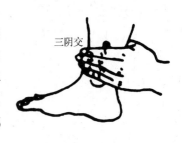

三阴交

【特效疗法】

腹部按摩:便秘与肠道功能失调有关,按摩腹部是缓解便秘的常规之法。经过五步骤的腹部按摩,对缓解便秘症状有奇效。

步骤:

(1)右手五指指端着力,左手放在右手上面加力,按顺时针方向按揉腹部 2 分钟,然后按揉中脘、下脘、天枢、气海、关元等穴位,每个穴位 1 分钟。

(2)用右手掌面平推小腹部,从肚脐部向下推到耻骨联合处,连续做 50 次。

(3)用手掌面附贴在腹部,按顺时针方向摩腹 5 分钟。

(4)用提拿法提拿小腹部的肌肉进行抖动,做 3～5 次后松手,连续做 2 遍;然后先在升结肠处提拿,再提拿横结肠、降结肠、乙状结肠,最后在腹正中线提拿 2 遍。

(5)用双手手掌擦腰骶部,直到有温热感产生为止。

腰肾按摩:由于肾主二便,大小便的正常排出,有赖于肾气的充足。肾气虚则大便无力,腹痛里急。当大便不爽,艰涩难下,腹急不适时,用双手背按揉双侧腰肾区,向内向下反复几次,可以激发肾气,迅速达到通便缓急的目的。平时坚持按摩腰肾区,也有保健养生功效。

【专家建议】

(1)便秘治疗在于建立合理的饮食和生活习惯。要养成定时排便的习惯;戒烟酒;避免滥用药。有便意时需及时排便,避免抑制排便。

(2)提倡均衡饮食,平时多食用含纤维素多的、富含 B 族维生素及润肠的食物。多饮水,可晨起饮用凉开水促进排便。

(3)适度锻炼,避免久坐不动、多做放松性运动;调节好情绪和心理状态。有报警症状时应进行相关检查。

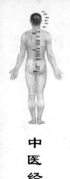

主要参考文献

[1] 郭长青,段莲花,郭妍. 九种体质经络养生与治疗. 北京:中国中医药出版社,2012

[2] 赵毅. 推拿手法学. 上海:上海科技教育出版社,2009

[3] 吴大馨. 百病不生Ⅱ——极简经络养生法. 南宁:广西科学技术出版社,2010

[4] 王启才,王伟佳. 图解中老年穴位保健. 北京:人民军医出版社,2011

[5] 耿引循. 简易敲打通经络. 北京:高等教育出版社,2012